Regine Gelbke

Effekt einer Botulinumtoxin A Injektion in den Detrusor

Regine Gelbke

Effekt einer Botulinumtoxin A Injektion in den Detrusor

auf efferent und afferent induzierte Blasenkontraktionen Beobachtungen in einem chronischen Minipig - Modell

Südwestdeutscher Verlag für Hochschulschriften

Impressum/Imprint (nur für Deutschland/only for Germany)
Bibliografische Information der Deutschen Nationalbibliothek: Die Deutsche Nationalbibliothek verzeichnet diese Publikation in der Deutschen Nationalbibliografie; detaillierte bibliografische Daten sind im Internet über http://dnb.d-nb.de abrufbar.

Alle in diesem Buch genannten Marken und Produktnamen unterliegen warenzeichen-, marken- oder patentrechtlichem Schutz bzw. sind Warenzeichen oder eingetragene Warenzeichen der jeweiligen Inhaber. Die Wiedergabe von Marken, Produktnamen, Gebrauchsnamen, Handelsnamen, Warenbezeichnungen u.s.w. in diesem Werk berechtigt auch ohne besondere Kennzeichnung nicht zu der Annahme, dass solche Namen im Sinne der Warenzeichen- und Markenschutzgesetzgebung als frei zu betrachten wären und daher von jedermann benutzt werden dürften.

Coverbild: www.ingimage.com

Verlag: Südwestdeutscher Verlag für Hochschulschriften GmbH & Co. KG
Heinrich-Böcking-Str. 6-8, 66121 Saarbrücken, Deutschland
Telefon +49 681 37 20 271-1, Telefax +49 681 37 20 271-0
Email: info@svh-verlag.de

Zugl.: Kiel, CAU, Diss., 2011

Herstellung in Deutschland (siehe letzte Seite)
ISBN: 978-3-8381-3401-7

Imprint (only for USA, GB)
Bibliographic information published by the Deutsche Nationalbibliothek: The Deutsche Nationalbibliothek lists this publication in the Deutsche Nationalbibliografie; detailed bibliographic data are available in the Internet at http://dnb.d-nb.de.

Any brand names and product names mentioned in this book are subject to trademark, brand or patent protection and are trademarks or registered trademarks of their respective holders. The use of brand names, product names, common names, trade names, product descriptions etc. even without a particular marking in this works is in no way to be construed to mean that such names may be regarded as unrestricted in respect of trademark and brand protection legislation and could thus be used by anyone.

Cover image: www.ingimage.com

Publisher: Südwestdeutscher Verlag für Hochschulschriften GmbH & Co. KG
Heinrich-Böcking-Str. 6-8, 66121 Saarbrücken, Germany
Phone +49 681 37 20 271-1, Fax +49 681 37 20 271-0
Email: info@svh-verlag.de

Printed in the U.S.A.
Printed in the U.K. by (see last page)
ISBN: 978-3-8381-3401-7

Copyright © 2012 by the author and Südwestdeutscher Verlag für Hochschulschriften GmbH & Co. KG and licensors
All rights reserved. Saarbrücken 2012

Widmung

Meiner im Jahre 2009 verstorbenen Mutter

ABKÜRZUNGEN ... 3

EINLEITUNG ... 5

1.1 NEUROPHYSIOLOGIE DER HARNBLASE ... 5
1.2 SYNDROM DER ÜBERAKTIVEN BLASE (OVERACTIVE BLADDER, OAB) ... 7
1.2.1 Neurogene OAB ... 7
1.2.2 Nichtneurogene (idiopathische) OAB ... 8
1.2.3 Therapie der OAB ... 9
1.2.3.1 Anticholinerge Therapie ... 9
1.2.3.2 Operative Therapiemöglichkeiten ... 10
1.2.3.3 Botulinumtoxin A ... 11
1.3 ZIELSETZUNG ... 12

MATERIAL UND METHODEN ... 14

2.1 VERSUCHSVORHABEN ... 14
2.2 VERSUCHSAUFBAU ... 15
2.2.1 Versuchstiere ... 15
2.2.2 Prämedikation, Narkose und urodynamische Messeinheit ... 15
2.2.2.1 Prämedikation ... 15
2.2.2.2 Narkose und Narkoseführung ... 16
2.2.2.3 Kreislaufüberwachung ... 16
2.2.2.4 Urodynamische Messung ... 17
2.2.2.5 Stimulationseinheit ... 17
2.3 VERSUCHSDURCHFÜHRUNG ... 17
2.3.1 Versuchsablauf ... 17
2.3.2 Efferente Stimulation ... 19
2.3.2.1 Operative Exploration der Sakralnerven S 1-3 ... 19
2.3.2.2 Elektrische direkte Nervenstimulation mit urodynamischer ... 20
Aufzeichnung ... 20
2.3.2.3 Operationalisierung der Variablen ... 21
2.3.3 Afferente Stimulation ... 21
2.3.3.1 Intraoperatives Vorgehen ... 21

2.4 STATISTIK	22
2.4.1 Statistische Variablen	22
2.4.2 Statistische Verfahren	22
ERGEBNISSE	**24**
3.1 ERGEBNISSE DER EFFERENTEN STIMULATION	24
3.1.1 Druckdifferenzen absolut	24
3.1.2 Druckdifferenzen relativ	24
3.2 ERGEBNISSE DER AFFERENTEN STIMULATION	25
3.2.1 Fläche absolut	25
3.2.2 Fläche relativ	26
DISKUSSION	**27**
ZUSAMMENFASSUNG	**33**
LITERATUR	**35**
ANHANG	**41**
DANKSAGUNG	**49**

ABKÜRZUNGEN

CGRP	Calcitonin Gene-Related Peptide
COX 2	Cyclooxygenase 2
E 2	Prostaglandin E2
EP 4	Prostaglandin E Rezeptor 4
ICS	International Continence Society
IQR	Interquartilenabstand
OAB	Overactive bladder
P2X2	P2X purinoceptor 3, ATP receptor
PNE- Test	peripherer Nervenevaluationstest
SNAP 25	Synaptosomal-associated protein 25
SNARE	soluble N-ethylmaleimide-sensitive-factor attachment receptor
TRPV 1	transient receptor potential cation channel, subfamily V, member 1/ Capsaicin receptor

EINLEITUNG

1.1 Neurophysiologie der Harnblase

Zum Erlangen einer Kontinenz im Alltag sowie einer Blasenentleerung unter gesellschaftlich akzeptierten und willkürlich kontrollierten Umständen ist die Steuerung von Harnspeicherung und Harnentleerung durch ein komplexes neuronales System erforderlich. Dabei interagieren nervale Regelkreise zwischen verschiedenen kortikalen und subkortikalen Zentren. Es besteht eine Dreifachinnervation des unteren Harntraktes aus parasympathischen, sympathischen und somatischen Anteilen.

Die zentrale Steuerung erfolgt durch zwei übergeordnete Zentren. Zum einen durch das in der Großhirnrinde gelegene motorische zerebrokortikale Zentrum (Lobus Frontalis und Corpus callosum) und zum anderen durch das pontine Miktionszentrum. Das motorische zerebrokortikale Zentrum steht in direkter Verbindung mit dem Thalamus und steuert die willkürliche Detrusorsteuerung. Vom pontinen Miktionszentrum aus ziehen Nervenfasern im Tractus reticulospinalis zum sakralen Miktionszentrum (S2-S4). Hier wird der zerebral kontrollierte Befehl einer koordinierten Blasenkontraktion und Sphinkterrelaxation umgesetzt und über viszero- und somatomotorische Nervenfasern weitergeleitet.

Über afferente Leitungsbahnen des Rückenmarks sowie über die nicht umgeschalteten Bahnen des Tractus spinothalamicus gelangen exterozeptive und propriozeptive Reize der intramuskulären und intramukösen Rezeptoren der Blase zum Thalamus und informieren so über Blasenfüllung und Harndrang. Für hemmende Einflüsse ist der Kortex verantwortlich. Informationen über die Beckenbodenmuskulatur und den Sphinkter der Harnröhre gelangen zum Hirnstamm und das Kleinhirn oder werden bereits auf sakraler Ebene umgeschaltet. Eine suprasakrale Unterbrechung der pontinen Signale, wie beispielsweise bei der Querschnittssymptomatik, führt zum Fehlverhalten des sakralen Miktionszentrums und somit zu Problemen der Harnspeicherung und Harnentleerung.

Die periphere Innervation erfolgt sowohl über viscerale als auch somatische Nervenfasern. Das dem sakralen Miktionszentrum entspringende pelvine Nervengeflecht (Plexus pelvicus) führt parasympathische Fasern. Die sympathische Innervation erfolgt über die Nn. hypogastrici, welche dem thorakalen Grenzstrang

(Th10-L2) entstammen. Die somatischen Leitungsbahnen verlaufen über den N. pudendus aus den Segmenten S2-S4. (→Abb.1/ Anhang).[1-3]

Die Hauptaufgabe des unteren Harntraktes ist die Speicherung und periodische Abgabe von Urin. Um diese Aufgabe zu bewältigen, bedarf es eines exakten Zusammenspiels zwischen der glatten Muskulatur der Blase und der Harnröhre sowie der quergestreiften Muskulatur des externen Sphinkters und der übergeordneten Zentren. Auch die afferenten Informationen aus der Blase sind für das exakte Zusammenspiel von Kontinenz und Miktion unerlässlich. Die lumbosakralen afferenten Fasern sowie afferente Fasern der hypogastrischen und pudendalen Nerven spielen hierbei eine entscheidende Rolle. Afferente Fasern wurden sowohl suburothelial als auch in der glatten Muskulatur des Detrusors in verschiedenen Studien identifiziert.[4-6] Suburothelial liegen die afferenten Fasern netzartig dicht unter der Blasenschleimhaut. Dieses Nervengeflecht findet sich recht spärlich am Blasendach, wird zum Blasenhals hin immer dichter und erreicht sein Maximum im Trigonum der Blase. Die wichtigsten afferenten Fasern sind die myelinisierten Aδ-Fasern und die unmyelinisierten C-Fasern. Immunhistochemische Untersuchungen haben eine Vielzahl von Peptiden in afferenten Signalwegen der Blase und der Urethra identifiziert. Darunter Substanz P, Calcitonin gene-related peptide (CGRP), vasoaktive intestinale Polypeptide, Enkephaline und Cholecystokinin.[5,7]

Zu den unterschiedlichen Neurotransmittern wurde auch eine Vielzahl von korrespondierenden unterschiedlichen Rezeptoren im Urothel identifiziert. Dazu gehören unter anderem Vanilloid-, Purin-, Tachykinin-, und Prostanoidrezeptoren.[8] Neben den genannten Neurotransmittern und Rezeptoren spielt Adenosintriphosphat (ATP) in der afferenten Übermittlung von sensibeln Informationen aus der Blase eine wichtige Rolle. Extrazelluläres ATP aktiviert den Purinrezeptor P2X3 an suburothelialen afferenten Nervenendigungen und spielt eine wichtige Rolle in der afferenten Innervation des Urothels.[9-13]

1.2 Syndrom der überaktiven Blase (overactive bladder, OAB)

Nach der neuen Klassifikation der International Continence Society (ICS) wird das OAB-Syndrom als ein Symptomkomplex aus
- Pollakisurie
- Nykturie und
- imperativem Harndrang

beschrieben. Schlüsselsymptom in diesem Symptomkomplex stellt der imperative Harndrang dar. Definitionsgemäß miktioniert der Patient > 8-mal/Tag und mindestens 2-mal/Nacht. Eine zusätzliche Harninkontinenz besteht bei ca. 1/3 der betroffenen Patienten, jedoch ist diese für die Diagnose nicht zwingend erforderlich. Bei Diagnosestellung der OAB handelt es sich um eine rein symptomatische Diagnose. Diese kann nur gestellt werden, wenn eine andere Ursache, welche die gleichen Symptome auslöst, ausgeschlossen wird. Hierzu zählen infektiologische, metabolische Erkrankungen, sonstige Schädigungen des unteren Harntraktes oder andere pathologische Faktoren. Eine überaktive Blase kann bei 3 Gruppen von Patienten vorliegen:
- Patienten mit imperativem Harndrang und Pollakisurie,
- Patienten mit imperativem Harndrang, Pollakisurie und Dranginkontinenz und
- Patienten mit gemischter Belastungs- und Dranginkontinenz.

Die erste Gruppe ist mit 2/3 zahlenmäßig die stärkste.[14-15]

Bei der urodynamischen Untersuchung zeigen sich charakteristische Befunde, wie verfrühter Handrang, imperativer Harndrang und eine Detrusorhyperaktivität. Die Detrusorhyperaktivität ist durch provozierte oder spontane unwillkürliche Detrusorkontraktionen während der Füllungsphase der Blase gekennzeichnet.[2,16]

Pathophysiologisch unterscheidet man die neurogene OAB von der nicht neurogenen (idiopathischen) OAB.

1.2.1 Neurogene OAB

Am Beispiel der kompletten Querschnittslähmung soll die jeweilig zugrunde liegende Pathophysiologie der neurogenen OAB erläutert werden. Durch eine komplette Durchtrennung des Rückenmarks werden die Leitungsbahnen zwischen Gehirn und dem sakralen Miktionszentrum und den übergeordneten zentralen Zentren unterbrochen. Im Akutstadium äußert sich dies in einem vollständigen Ausfall der Blasenfunktion was einen kompletten Harnverhalt zur Folge hat. Nach mehreren Wochen kehrt die Kontraktilität des Detrusors zurück, jedoch ohne die Kontrolle des pontinen Miktionszentrums sowie der zentralen Miktionszentren. Folge dieser fehlenden Kontrolle der höher gestellten Zentren ist die Ausbildung einer Hyperaktivität des Detrusormuskels. Dessen Kontraktionen laufen nun unkoordiniert und unwillkürlich ab, da es zu einem Defizit der zentral nervösen Hemmung auf den Miktionsreflex durch fehlende sensorische Empfindungen aus dem Urothel kommt. Im Rahmen der Detrusorhyperaktivität kommt es einerseits zur Inkontinenz, andererseits zu einer Erhöhung des intravesikalen Druckes, was im weiteren Verlauf zu einer Schädigung zunächst des unteren und bei längerfristigem Bestehen auch des oberen Harntraktes führt. Diese Schädigung zeigt sich im Bereich der Blase unter Ausziehung der Blase nach cranial sowie der Ausbildung von Pseudodivertikeln, röntgenologisch als so genannte „Christbaumblase" darstellbar. Weitere Komplikationen können rezidivierende Harnwegsinfekte und/oder Pyelonephritiden, vesikorenaler Reflux sowie Hydronephrose bis hin zur Niereninsuffizienz sein. Neben der durch Rückenmarksverletzungen bedingten neurogenen OAB kommen auch andere Ursachen zum Tragen wie zum Beispiel die Multiple Sklerose oder der Morbus Parkinson. Auch Fehlbildungen wie das Krankheitsbild der Meningomyelocele sowie neurologisch Schädigungen zum Beispiel nach Apoplex können ursächlich sein.[15]

Das wichtigste Ziel in der Behandlung der neurogenen OAB ist neben der Verbesserung der oft mit einhergehenden Inkontinenz und der Patientenzufriedenheit die langfristige Schonung des oberen Harntraktes.

1.2.2 Nichtneurogene (idiopathische) OAB

Liegt der OAB keine neurologische Erkrankung zugrunde, kann sie als nichtneurogene (idiopathische) OAB bezeichnet werden. Anatomische oder strukturelle Veränderungen des Detrusors selbst können zu dessen gesteigerter Erregbarkeit und somit zum Symptomkomplex der überaktiven Blase führen. Ebenfalls kann es durch vermehrte afferente Impulse aus dem Urothel zu andauernden Reizzuständen der Blase und Harnröhre ohne erkennbare Pathologie

kommen, was zu einem Missverhältnis von stimulierenden und hemmenden Impulsen und schließlich zu einer Detrusorhyperaktivität führt.
Hauptziel der Behandlung der nicht neurogenen (idiopathischen) OAB ist vor allem eine Verbesserung der Lebensqualität durch eine Reduktion der störenden Symptome wie zu Beispiel des imperativen Harndrangs und der Dranginkontinenz.

1.2.3 Therapie der OAB

Da es sich bei der OAB um eine Volkskrankheit handelt, die in Europa eine größere Prävalenz erkennen lässt, als zum Beispiel das Asthma bronchiale oder Diabetes mellitus, besteht ein großes Interesse die betroffenen Patienten einer adäquaten und langfristig erfolgreichen Therapie zuzuführen. Epidemiologische Studien zeigen, dass ca. 12% der allgemeinen Bevölkerung im erwachsenen Alter betroffen sind und mit zunehmendem Alter die Prävalenz steigt. Auf Deutschland bezogen sind davon etwa 6,5 Millionen Menschen betroffen. Volkswirtschaftlich betrachtet bedeutet dies eine Belastung von ca. 4 Milliarden Euro jährlich.[17-18]

1.2.3.1 Anticholinerge Therapie

Die gegenwärtige First–Line Therapie der OAB besteht aus anticholinerg wirkenden Substanzen. Bei den Anticholinergika handelt es sich überwiegend um tertiäre Amine, lediglich der Wirkstoff Tropiumchlorid ist ein quartäres Amin. Vom klassischen Verständnis her wirken Anticholinergika auf der efferenten Seite der Miktionskontrolle, indem sie die M2 und M3-Rezeptoren der glatten Muskulatur des Detrusor vesicae blockieren.
Neuere Untersuchungen zeigen, dass auch eine Beeinflussung auf afferenter Seite gegeben ist, was auch die Wirksamkeit intravesikal applizierter Anticholinergika erklärt.[19] Der Nachteil der Behandlung mit Anticholinergika ist, dass oft sehr hohe Dosierungen notwendig sind, um eine Verbesserung der Symptomatik zu erreichen. Bei gleichzeitig eingeschränkter Wirksamkeit und Symptomkontrolle bei Dosissteigerung nehmen die Nebenwirkungen jedoch weiter zu (Ceiling-Effekt). Dies führt in vielen Fällen zu so starken Nebenwirkungen, dass die Therapie von vielen Patienten abgebrochen wird, da diese nicht toleriert werden. Die häufigsten Nebenwirkungen sind Mundtrockenheit, Obstipation, Akkomodationsstörungen und Tachykardie. Wenig beachtet wurden bisher die zentralnervösen Nebenwirkungen.

Da die OAB vor allem den älteren Patienten betrifft, kann es durch degenerative Prozesse zu einer erhöhten Permeabilität der Blut-Hirn-Schranke kommen. Folge ist eine erhöhte Anflutung des Wirkstoffes im zentralen Nervensystem. Dies führt zu Schläfrigkeit und Konzentrationsschwäche bis hin zu Halluzinationen und zum Delirium. Der Leidensdruck für diese Patienten ist enorm, denn es droht ein stark eingeschränkter Aktionsradius, Arbeitsunfähigkeit, Stigmatisierung bis hin zur sozialen Isolierung mit psychischen Problemen.[19]

1.2.3.2 Operative Therapiemöglichkeiten

Für anticholinerg therapierefraktäre Patienten kam, um das Beschwerdebild zu lindern, bisher meist nur ein operativer Eingriff in Frage. Hierbei sind zu nennen, die sakrale Neuromodulation, als Sonderform die Implantation eines Brindley-Stimulators bei rückenmarksverletzten Patienten, die Blasenaugmentation und die Zystektomie mit Harnableitung. Diese Eingriffe bedeuten eine weitere große Belastung und erfordern einen längeren stationären Aufenthalt für den Patienten. Das Prinzip der sakralen Neuromodulation besteht darin, dass die elektrische Stimulation des sakralen Nervenplexus eine inhibitorische Wirkung auf die Blase hat. Die Therapie der sakralen Neuromodulation wird in drei Phasen unterteilt.

In der 1. Phase (akute sakrale Neuromodulation) werden die sakralen Spinalnerven an S3 mit Nadelelektroden intraoperativ perkutan lokalisiert und eine Teststimulation durchgeführt. Im direkten Anschluss erfolgt die 2. Phase (subchronische sakrale Neuromodulation/ PNE-Test). Hierbei werden Drahtelektroden in die Sakralforamina S3 eingeführt. Im Anschluss erfolgt eine Teststimulation über 3-7 Tage. In dieser Zeit wird überprüft, ob sich die Elektroden in korrekter Position befinden und ob sich ein positiver Modulationseffekt einstellt. Stellt sich ein positiver Effekt ein, folgt die Implantation eines Stimulationssystems (3. Phase chronische sakrale Neuromodulation). Ein gluteal platzierter Neuromodulator wird mit den zuvor implantierten Elektroden verbunden und stimuliert so die Spinalnerven S3.[20] In einer Vielzahl von Fällen kann es jedoch durch Komplikationen wie Infektionen, Fehlplatzierung der Elektroden oder Lageveränderungen der Elektroden zu einem Therapieversagen oder einer geringen Ansprechrate kommen.[21] Eine Sonderform der Neuromodulation ist der Brindley Stimulator. G.S. Brindley entwickelte in den 1980er Jahren ein Gerät, das die sakrale Vorderwurzel im Spinalkanal stimuliert. Hiermit gelang es den Patienten, welche durch eine Querschnittslähmung die

Willkürmotorik der Blase verloren haben, wieder eine kontrollierte und geplante Blasenentleerung durchzuführen.[22] Eine weitere operative Möglichkeit der Behandlung der OAB stellt die Blasenaugmentation dar. Hier wird operativ, über eine Unterbauchlaparotomie, eine zirkuläre Fläche von ca. 20-25% des Detrusors reseziert. Ziel ist es, die Kontinuität der zirkulären Muskeln zu unterbrechen, so dass bei der Kontraktion der verbleibenden Muskelfasern der vom Muskel befreite Mukosarest nach außen gedrückt wird und sich wie ein Windkessel verhält, wodurch die Blasenkapazität vergrößert wird. Als Ultima Ratio in der Therapie der OAB ist die Zystektomie mit Harnableitung anzusehen.[23]

1.2.3.3 Botulinumtoxin A
Botulinumtoxin stellt in der Therapie der OAB eine vergleichsweise neue Möglichkeit dar. Es besteht die Möglichkeit stärkere Nebenwirkungen zu umgehen und einen operativen Eingriff zu vermeiden. Im so genannten „Off-label use" wird Botulinumtoxin derzeit schon an vielen Kliniken mit großem Erfolg eingesetzt und eröffnet zusätzlich eine effektive, nebenwirkungsarme und relativ kostengünstige Möglichkeit der Behandlung der OAB.

Botulinumtoxin, ein vom anaeroben Bakterium Clostridium botulinum produziertes Toxin, ist das potenteste, natürlich auf der Erde vorkommende Neurotoxin. Schon eine oral aufgenommen Menge von ca. 70ng oder eine intravenös verabreichte Dosis von 0,09- 0,15µg führen rasch zum Tode. 1g des Toxins würde ausreichen, um 1 Million Menschen zu töten.[24]

Man unterscheidet derzeit 7 verschiedene Serotypen (A-G), die ähnliche Eigenschaften aufweisen. Zugelassen für den klinischen Einsatz sind die Serotypen A und B.

Pharmakologisch hemmt Botulinumtoxin irreversibel die Verschmelzung der mit Acetylcholin gefüllten Vesikel mit der präsynaptischen Membran, es wirkt als Protease und spaltet den Proteinkomplex SNARE, genauer SNAP 25, ein Teil dieses Komplexes, wodurch die Erregungsübertragung vom Nerven auf das Zielorgan (quergestreifte/glatte Muskulatur, Drüsen) blockiert wird. Daraus resultiert eine Chemodenervation des Muskels oder der Drüse, welche Wochen bis Monate anhalten kann.

Im Bereich der glatten Muskulatur und speziell im Urothel werden zusätzlich auch andere Wirkmechanismen wie eine Wirkung auf afferente Nervenfasern diskutiert.

Nur eine Ausprossung neuer Nervenendigungen und/oder die Wiederherstellung der blockierten Synapsen stellt die Innervation des Zielorgans wieder her. Botulinumtoxin wurde in der Medizin erstmals vor ca. 20 Jahren zur Behandlung des Strabismus erfolgreich eingesetzt.[25]

In der Urologie kam Botulinumtoxin erstmals bei rückenmarksverletzten Patienten mit einer Detrusor-Sphinkter-Dyssynergie Ende der 1980er Jahre zum Einsatz. Hier wurde den Patienten das Neurotoxin erfolgreich in den externen Sphinkter injiziert.[26] In den letzten Jahren vergrößerte sich das Anwendungsspektrum für Botulinumtoxin in der Urologie stetig. Unter anderem setzten es Schurch und Stöhrer im Jahre 1999 erstmals zur Behandlung der neurogenen Detrusorhyperaktivität ein.[27]

Eine Vielzahl weiterer Studien untersuchte unter unterschiedlichen Gesichtspunkten die Wirkung von Botulinumtoxin A Injektionenen bei bestehender neurogener Detrusorhyperaktivität. Neben der Verbesserung der Kontinenzrate und der allgemeinen Zufriedenheit der Patienten wurden eine deutliche Reduktion des Vorlagenverbrauchs und eine Reduktion der Inkontinenzepisoden beschrieben. Die urodynamischen Parameter zeigten eine signifikante Erhöhung des Reflexvolumens, der maximalen Blasenkapazität und eine Reduktion des durchschnittlichen Detrusordruckes unter Miktion nach der Therapie mit Botulinumtoxin A.

Im weiteren Verlauf wurde auch über die erfolgreiche Therapie der idiopathischen, nicht neurogenen Detrusorhyperaktivität berichtet. Auch hier konnte neben der Verbesserung der Lebensqualität eine Verbesserung der urodynamischen Parameter gezeigt werden, ohne dass es zu einer signifikanten Restharnbildung kam. So zeigte sich unter anderem die signifikante Vergrößerung des Miktionsvolumens, eine Reduktion der Miktionsfrequenz und eine Verringerung der Inkontinenzepisoden.[28]

1.3 Zielsetzung

Ziel dieser Studie ist es, in einem chronischen Minipig-Modell den Effekt einer Botulinumtoxin A Injektion in den Detrusormuskel genauer zu untersuchen. Über die genaue Wirkung von Botulinumtoxin im Detrusormuskel, insbesondere Effekte auf den efferenten sowie afferenten Schenkel der Miktionskontrolle, ist bisher wenig bekannt.

Die vorliegende Studie untersucht in einem Versuchsmodell zum einen den Effekt einer Botulinumtoxin A Injektion in den Detrusormuskel auf efferent durch Nervenstimulationselektroden ausgelöste Blasenkontraktionen. Die hier zugrunde gelegte Alternativhypothese wird wie folgt benannt:

H_A = Die Injektion von Botulinumtoxin A in den Detrusormuskel führt zu einer signifikanten Reduktion der durch efferent über Nervenstimulationselektroden ausgelösten Blasenkontraktionen.

Zum anderen untersucht diese Studie den Effekt auf afferent durch Formalininstillation in die Blase ausgelösten Blasenkontraktionen. Aus dieser Überlegung heraus wurde zur Prüfung dieses Effektes folgende Hypothese abgeleitet:

H_A = Die Injektion von Botulinumtoxin A führt zu einer signifikanten Reduktion der Blasendruckantworten durch afferent, durch Formalininstillation in die Blase ausgelöste Blasendruckantworten.

MATERIAL UND METHODEN

Die vorliegende Studie wurde im Rahmen des durch die Deutsche Forschungsgesellschaft geförderten Projektes „Experimentelle Untersuchung der strukturellen und funktionellen Veränderung der Harnblase nach Injektion von Botulinumtoxin A in den glattmuskulären Detrusormuskel im Göttinger Minipig Modell (SE 1450/1-1)" durchgeführt. Die experimentelle Studie erfolgte in den Jahren 2007 bis 2009 im Tierversuchslabor der Klinik für Urologie und Kinderurologie des Universitätsklinikums Schleswig-Holstein, Campus Kiel.

2.1 Versuchsvorhaben

Das Studiendesign sah folgenden Versuchsablauf vor.

Durch getrennte Stimulation der Efferenzen des Detrusormuskels und der Afferenzen des Urothels soll die Wirkung von Botulinumtoxin A an weiblichen Göttinger Minipigs in einem chronischen Versuchsmodell genauer untersucht werden.

Gliederung des Versuches in 3 Versuchsabschnitte mit einer jeweiligen Pause von 4 Wochen zwischen den einzelnen Versuchsabschnitten.

1. Abschnitt

Implantation von permanenten Nervenstimulationselektroden an die Sakralwurzeln S3 beidseits.

2. Abschnitt

Durchführung einer efferenten Stimulationsreihe durch elektrische Stimulation der Blase über die im 1. Abschnitt implantierten Elektroden mit 5 Einzelmessungen bei allen Tieren. In einem zweiten Schritt afferente Stimulation des Urothels mit 0,5%-iger Formalinlösung. Im Anschluss daran transurethrale Injektionsbehandlung mit 300 Einheiten Botulinumtoxin A verteilt auf 30 Injektionen mit je 1ml Botulinumtoxin A Lösung, verteilt über die gesamte Blase, unter Aussparung des Trigonum.

3. Abschnitt

Vorgehen und Ermittlung der Daten analog dem Vorgehen im zweiten Versuchsabschnitt. Nach Abschluss der Datenermittlung Zystektomie zur histologischen Probengewinnung mit anschließender Tötung.

2.2 Versuchsaufbau

2.2.1 Versuchstiere

Zur Durchführung der vorliegenden Studie wurden ausschließlich ausgewachsene weibliche Göttingen minipigs® ausgewählt. Insgesamt wurden 15 Tiere mit einem durchschnittlichen Körpergewicht von 27-32kg und einem durchschnittlichen Alter von 18-24 Monaten von der Firma Ellegard aus Dänemark bezogen und im Tierhaus der Christian-Albrechts-Universität unter tierschutzrechtlich abgestimmten Bedingungen gehalten. Die Tiere wurden von qualifizierten Tierpflegern des Tierhauses während der Einstellzeit mit dem für medizinische Versuchstiere standardisierten Verfahren betreut und mit Futter und Wasser versorgt. Die tiermedizinische Versorgung war jederzeit durch den Leiter des medizinischen Tierhauses und den Tierschutzbeauftragten der Universität Kiel, Herrn Prof. Dr. med. vet. G. Schultheiß gewährleistet. Für die Versuchsdurchführung lag ein vom Ministerium für Umwelt, Naturschutz und Landwirtschaft des Landes Schleswig-Holstein genehmigter Tierversuchsantrag vom 13.07.2007, sowie eine Folgegenehmigung vom 17.07.2009 vor. Nach Ankunft der Tiere wurden diese mindestens 2 Wochen ohne weitere Belastungen gehalten, um sich an ihre neue Umgebung zu gewöhnen.

2.2.2 Prämedikation, Narkose und urodynamische Messeinheit

2.2.2.1 Prämedikation

Alle 15 Schweine wurden vor jedem operativen Eingriff mit 200mg Azaperon (40mg/1ml) i.m. prämediziert. Eine halbe Stunde später erfolgte die Verabreichung von 10mg/kg Ketamin in Form einer 10%-igen Lösung plus 1mg/kg Midazolam (15mg/3ml). Von dieser Lösung wurden maximal 5ml i.m. hinter das Ohr verabreicht, was einer Dosis von 2ml (200mg) Ketamin plus 3ml (15mg) Midazolam entspricht. Im

Anschluss erfolgte der Transport der prämedizierten Tiere in den Tier-OP des Tierhauses.

2.2.2.2 Narkose und Narkoseführung

Allen Tieren wurde nach der erfolgreichen Prämedikation ein venöser Zugang mittels 20G Braunüle in die Ohrvene gelegt. Über diese Braunüle erfolgte eine kontinuierliche Flüssigkeits- und Antibiotikaversorgung (2g Ampicillin gelöst in 500ml Ringer-Lactat-Lösung). Nach Legen der Braunüle erfolgte die Intubation in Rückenlage mittels verlängertem Laryngoskop mit einem Trachealtubus (Ø 7,5mm). Der Tubus wurde mit 20ml Luft geblockt und mittels elastischer Binden und Klebepflaster sicher fixiert. Nach Lageüberprüfung des Tubus durch Auskultation erfolgte der Anschluss an die Narkoseeinheit (Dräger Fabius, Drägerwerk AG & Co.KGaA, Lübeck, Deutschland) und die Narkotisierung mittels Isofluran (1-1,5 Vol.%) und Sauerstoff (40%). Das Beatmungsvolumen betrug 210-260ml/min bei einer Atemfrequenz von 10-15 Atemzügen/min.

2.2.2.3 Kreislaufüberwachung

Zur Überwachung der Vitalparameter wurde jedes Schwein an einen Pulsoxymeter (Ohmeda Biox 3700e, GE Healthcare, München, Deutschland) und an eine EKG-Einheit (HP 78342A, Hewlett-Packard, Avondale, PA, USA) angeschlossen. Eine dreivektorielle Elektrokardiographie wurde standardisiert vom ventralen Thorax des Versuchstieres, nach Rasur in den entsprechenden Bereichen, permanent abgeleitet und optisch und akustisch angezeigt. Die physiologische Herzfrequenz der Göttinger Minipigs wird mit 50-70 Schlägen pro Minute angegeben. Bei Veränderung der Herzfrequenz konnte so zeitnah eine Überprüfung der Narkoseführung erfolgen und ggf. entsprechende korrigierende Maßnahmen eingeleitet werden. Hierzu gehörte die Gabe eines Schmerzmittels (Fentanyl Amp. 0,1mg/2ml), das bei Bedarf verabreicht wurde. Zusätzlich erfolgte die Überwachung mittels einer CO_2-Messeinheit (Dräger-Vamos, Drägerwerk AG&Co.KGaA, Lübeck, Deutschland), die in die Narkoseeinheit integriert ist.

2.2.2.4 Urodynamische Messung

Zur Kontrolle der Blasendruckantworten wurde ein Urodynamikmessplatz der Firma Medtronic (Minneapolis, MN, USA) mit der entsprechenden Software (Dantec®) verwendet. (→Abb.2/Anhang) Zur Erfassung der Blasendruckantworten auf die Stimulationen wurde ein urodynamischer Perfusions-Messkatheter (Folysill® 10 Fr, 3ml Blockung, Coloplast, Hamburg, Deutschland) verwandt, welcher über einen Druckdom an den Urodynamikmessplatz angeschlossen war. Der Meatus der Urethra weiblicher Göttinger Minipigs liegt ca. 4-5cm intravaginal. Die Harnröhre selbst ist ca. 5-6cm lang und im schmalsten Durchmesser misst sie etwa 5-6mm, so dass ein 10 Fr Messkatheter mit Hilfe eines Spekulums problemlos und atraumatisch eingeführt werden konnte.

2.2.2.5 Stimulationseinheit

Zur Stimulation der Sakralnerven über die efferenten Nervenstimulationselektroden wurde eine speziell für die urologische Forschungsarbeit am Universitätsklinikum Kiel vom Fraunhoferinstitut entwickelte elektrische Stimulationseinheit verwendet. (IBMT, Fraunhofer Institut, St. Ingbert, Deutschland; →Abb.3/Anhang). Mit dieser Stimulationseinheit können beliebige elektrische Stimulationssignale, in diesem Fall das von uns gewünschte biphasische Rechtecksignal mit einer Pulsweite von 200µs, einer Wiederholungsfrequenz von 20Hz und einer Amplitude von 3mA generiert werden. Über spezielle Verlängerungskabel wurde die Einheit an die permanent implantierten Nervenstimulationselektroden angeschlossen.

2.3 Versuchsdurchführung

2.3.1 Versuchsablauf

Wie im Abschnitt Versuchsvorhaben (→2.1 Versuchsvorhaben) beschrieben, gliederte sich der Versuchsablauf in 3 Abschnitte mit einem jeweiligen Abstand von 4 Wochen.

1. Versuchsabschnitt

Im 1. Abschnitt erfolgte die Implantation der permanenten Nervenstimulationselektroden (Medtronic Interstim Quadripolar Elektroden, Modell 3889, 28cm, Meerbusch, Deutschland) an die Sakralwurzel S3 bei allen 15 Tieren (→2.4.2.1 Operative Exploration).

2. Versuchsabschnitt

Im 2. Versuchsabschnitt wurde in einem ersten Schritt die Freilegung der subkutan liegenden Enden der permanenten Nervenstimulationselektroden vorgenommen. Im Anschluss erfolgte eine efferente Stimulationsreihe mit jeweils 5 Einzelstimulationen in einem Abstand von jeweils 20 Minuten bei allen 15 Tieren (→2.3.2 Efferente Stimulation). In einem zweiten Schritt erfolgte bei 9 von insgesamt 15 Tieren eine afferente Stimulation des Urothels mittels 0,5%-iger Formalinlösung (→2.3.3 Afferente Stimulation). Anschließend wurde bei allen 15 Tieren eine Behandlung mit 300 Einheiten BOTOX® (BOTOX®, Allergan, Irvine, USA), gelöst in 30ml 0,9%-iger NaCl- Lösung, mittels Kinderzystoskop (14CH, Karl Storz, Tuttlingen, Deutschland) durchgeführt. Es erfolgten insgesamt 30 Injektionen mit je 1ml à 10 Einheiten Botulinumtoxin A Lösung, verteilt über die gesamte Blase unter Aussparung des Trigonums.

3. Versuchsabschnitt

Das Vorgehen und die Ermittlung der Daten entsprach exakt dem Vorgehen im zweiten Versuchsabschnitt. Nach Abschluss der Messungen erfolgte eine mediane Unterbauchlapratomie. Nach Ligatur der Urethra, der Ureteren sowie Einzelligaturen der zuführenden Blutgefäße erfolgte die Zystektomie zur Gewinnung eines histologischen Präparates. Die Proben wurden zur weiteren histologischen Aufarbeitung an Prof. Dr. med. Axel Haferkamp (Urologische Klinik, Universitätsklinik Heidelberg) weitergeleitet. Im Anschluss erfolgte intraoperativ der Nahtverschluss des Abdomens und die Tötung der Tiere mittels T-61 Lösung® (T-61Lösung®, Intervet, Unterschleißheim, Deutschland) 5ml intravenös.

2.3.2 Efferente Stimulation

2.3.2.1 Operative Exploration der Sakralnerven S 1-3

Im ersten Versuchsabschnitt erfolgte nach erfolgreicher Prämedikation, Intubation und Einlage des Perfusions-Messkatheters, die Lagerung der Tiere in Bauchlage. Nach korrekter Lagerung, Markierung, Desinfektion und sterilem Abdecken des OP-Gebietes über dem Os sakrum bis zu den Hüfthöckern (Tuber coxae) erfolgte ein ca. 10cm langer, medianer, längs zum Rückenmark verlaufender Hautschnitt ca. 5cm cranial des Schwanzansatzes (→Abb.4/ Anhang).

Nach Inzision der obersten Hautschicht erfolgte die weitere Präparation durch das stark ausgeprägte subkutane Fettgewebe und die einzelnen Muskelschichten bis auf die Fascia thoracolumbalis. Nach Durchtrennung derselben erfolgte die weitere tiefe Präparation durch die tiefen Muskelschichten bis auf das Os sakrum. Nach Darstellung des Os sakrum, der Sakralforamina S1-3 sowie des lumbosakralen Übergang wurden die Sakralforamina S2 beidseits aufgesucht und vorsichtig erweitert (→Abb.5/ Anhang). Die Dura mater wurde zu keinem Zeitpunkt der Operation eröffnet. Nach Erweiterung derselben erfolgte das vorsichtige Vorschieben der permanenten Nervenstimulationselektroden ca. 0,5-1cm in caudaler Richtung entlang der Sakralwurzel S3 (→Abb.6/ Anhang). Die korrekte Lage der Elektroden wurde mittels Probestimulationen ermittelt. Hierzu wurde die Blase über den zuvor eingelegten Perfusions-Messkatheter mit 200ml physiologischer Kochsalzlösung gefüllt und an die urodynamische Messeinheit angeschlossen. Zu Beginn wurden die Elektroden getrennt voneinander in ihrer Lage überprüft und gegebenenfalls korrigiert. Die Elektroden lagen dann korrekt, wenn es unter Stimulation zu einem deutlichen Blasendruckanstieg kam. Nach unilateraler Kontrolle der Elektroden erfolgte die Probestimulation bilateral. Zeigte sich auch hier eine deutliche Blasendruckantwort, wurden die Elektroden chronisch implantiert und subkutan am cranialen Wundpol des median über dem Sakrum erfolgten Schnittes zum späteren Wiederanschluss versenkt. Der median erfolgte Schnitt wurde schichtweise adaptiert und nach dem Hautverschluss mit einem Sprühpflasterverband versorgt. Der Perfusions-Messkatheter wurde vor Extubation entfernt. Zur postoperativen Schmerzprophylaxe erhielten alle Tiere im Anschluss an die Operation eine Injektion mit 4mg Rimadyl®/kg Körpergewicht (Rimadyl® Injektionslösung 50mg/1ml, Pfizer, Zürich, Schweiz) intramuskulär hinter das Ohr. Nach Extubation wurden die Tiere in eine beheizte, separate Box transportiert und dort für mindestens 12h beobachtet. Alle Tiere erhielten zusätzlich zur postoperativen Schmerzprophylaxe einmal täglich 100mg Rimadyl® (Rimadyl® Kautabletten 100mg, Pfizer, Zürich, Schweiz) für weitere 2 Tage. Alle Tiere waren nach erfolgter Operation sehr schnell mobil und konnten nach ca. 12h wieder in die Gruppe der anderen Tiere integriert werden. Anschließend erfolgte eine vierwöchige Pause zur vollständigen Einheilung der Stimulationselektroden.

2.3.2.2 Elektrische direkte Nervenstimulation mit urodynamischer Aufzeichnung

Im zweiten Versuchsabschnitt, nach vierwöchiger Pause, wurden alle 15 Tiere identisch wie im ersten Versuchsabschnitt vorbereitet. Die Narbe der ersten Operation wurde ca. 3cm am cranialen Pol eröffnet und die subkutan liegenden Nervenstimulationselektroden aufgesucht und an die Stimulationseinheit angeschlossen. Über den neu gelegten Perfusions-Messkatheter wurde die Blase mit 200ml physiologischer Kochsalzlösung gefüllt und an die urodynamische Messeinheit angeschlossen. Im Anschluss erfolgte die elektrische Stimulation mit jeweils 5 bilateralen Einzelstimulationen im Abstand von je 20min, um eine Ermüdung des M. detrusor vesicae auszuschließen. Die Stimulation erfolgte durch ein biphasisches Rechtecksignal, Peak to peak Amplitude 3mA, Impulsdauer 200µsec und einer Stimulationsfrequenz von 20Hz. Gleichzeitig wurden die Blasendruckveränderungen aufgezeichnet und graphisch dargestellt. Die ermittelten Blasendruckantworten wurden gespeichert, um zu einem späteren Zeitpunkt zur Auswertung zur Verfügung zu stehen. Nach erfolgter Datenermittlung wurden die Enden der Nervenstimulationselektroden erneut subkutan am cranialen Wundpol versenkt, sowie ein Wundebridement der Wundränder und eine erneute Adaptation dieser durchgeführt. Die adaptierte Wunde wurde mit einem Sprühpflasterverband versorgt. Der Perfusions-Messkatheter wurde entfernt und die Tiere wurden analog dem ersten Versuchsabschnitt postoperativ versorgt. Im dritten Versuchsabschnitt, ebenfalls nach 4-wöchiger Pause, erfolgte die exakt analoge Vorgehensweise wie im zweiten Versuchsabschnitt bei allen 15 Tieren.

2.3.2.3 Operationalisierung der Variablen

Im Anschluss erfolgte bei jeder der gespeicherten Blasendruckantworten jeweils die Ermittlung der Druckdifferenz zwischen Basisdruck und dem maximal gemessenem Druck. Hierzu wurden bei jeder Messung der Basisdruck im Minimum der Atemabhängigkeit und der maximale Druck im Minimum der Atemabhängigkeit ermittelt und deren Differenz gebildet (→Abb.7/ Anhang). Für alle 15 Tiere wurden so 5 Einzelwerte ermittelt. Diese Einzelwerte gingen als Baselinewerte in unsere weiteren Berechnungen ein. Insgesamt wurden 75 Einzelwerte (15 Tiere mit je 5 Einzelwerten) vor Botulinumtoxin A Injektion ermittelt. Der statistischen Analyse wurden nur 74 Einzelwerte der ermittelten Baselinewerte zugrunde gelegt, da eine gemessene Blasendruckantwort gleich 0 cmH_2O war und dieser Wert nicht in den statistischen Berechnungen berücksichtigt wurde.

Im dritten Versuchsabschnitt, nach Botulinumtoxin A Injektion, erfolgte die Datenermittlung analog zum zweiten Versuchsabschnitt. (→Abb.8/ Anhang). Wieder wurde die Druckdifferenz der 5 Einzelmessungen bei allen 15 Tieren ermittelt. Diese 75 Einzelwerte gingen als Follow-up Werte in unsere weiteren Berechnungen ein.

2.3.3 Afferente Stimulation

2.3.3.1 Intraoperatives Vorgehen

Zusätzlich zur efferenten Stimulation erfolgte bei 9 von 15 Tieren eine afferente Stimulation des Urothels mittels einer 0,5%-igen Formalinlösung. Hierzu wurde, nach der Efferenten Stimulation und einer 30-minütigen Pause, die Harnblase über den Perfusions-Messkatheter mit 200ml 0,5%-iger Formalinlösung befüllt. Im direkten Anschluss wurde eine urodynamische Messaufzeichnung gestartet. Nach Auftreten von Detrusorhyperaktivitäten erfolgte die weitere urodynamische Aufzeichnung der Blasendruckveränderungen für weitere 20 Minuten. Nach dieser Zeit wurde die Blase geleert und mit 150ml physiologischer NaCl-Lösung gespült und Botulinumtoxin A transurethral injiziert. Analog zum zweiten Versuchsabschnitt erfolgte die Datenermittlung im dritten Versuchsabschnitt.

2.3.3.2 Operationalisierung der Variablen

Um vergleichbare Daten zu gewinnen, wurde der Zeitpunkt der ersten Detrusorhyperaktivität ermittelt und für weitere 15 Minuten die Fläche mit Hilfe eines Flächenberechnungsprogramms (Dr. Regener Landkarten Vivo, Siegerleben, Deutschland) unter der Kurve berechnet. Der ermittelte Basisdruck zu Beginn der Instabilität wurde in Abszissenrichtung über die Länge von 15 Minuten verlängert. Die Fläche wurde im Anschluss zwischen Abszissenverlängerung und Kurve berechnet (→Abb.9/ Anhang). Die so ermittelten 9 Flächenwerte vor Botulinumtoxin A Injektion gingen als Baselinewerte in unsere weiteren Berechnungen mit ein. Die Ermittlung der Flächenwerte nach Botulinumtoxin A Injektion erfolgte analog zum zweiten Versuchsabschnitt (→Abb.10/ Anhang). Die so ermittelten 9 Einzelwerte nach Injektion von Botulinumtoxin A gingen als Folllow-up-Werte in unsere Berechnungen ein.

2.4 Statistik

2.4.1 Statistische Variablen

Abhängige Variable:
Als abhängige Variablen werden zum einen die ermittelte Druckdifferenz der Druckantworten und zum anderen die ermittelte Fläche unter der Kurve bei Auftragung des intravesikalen Druckes über der Zeit festgelegt. Diese Werte werden jeweils vor und nach der Injektion von Botulinumtoxin A in den M. detrusor vesicae erhoben. (→Operationalisierung der Variablen 2.3.2.3/ 2.3.3.2)

Unabhängige Variable:
Als unabhängige Variable wird die Behandlung/ Injektion von Botulinumtoxin A in den M. detrusor vesicae festgelegt.

2.4.2 Statistische Verfahren

Die statistische Aufarbeitung der Rohdaten erfolgte mit der Statistik-Software SPSS®. Zum Vergleich der Blasendruckantworten vor und nach Botulinumtoxin A Injektion wurde ein non-parametrischer Wilcoxon-Test angewandt. Dieses Testverfahren wurde gewählt, da die Erfüllung der Voraussetzungen für einen t-Test (wie Normalverteilung, Mindestanzahl der Versuchstiere, Varianzenhomogenität) nicht gesichert erschien. Die Irrtumswahrscheinlichkeit wurde konventionskonform auf 5% festgelegt.

ERGEBNISSE

Bei 14 Tieren kam es während des Versuchszeitraumes zu keinen schwerwiegenden Komplikationen, es waren keinerlei Auffälligkeiten im Sozial-, Fress- oder Miktionsverhalten feststellbar, die Rückschlüsse auf Schmerzen oder einen Harnwegsinfekt erlaubt hätten. Lediglich bei einem Tier zeigte sich bei Eröffnung der Narbe im 3. Versuchsabschnitt eine subcutane lokal begrenzte eitrige Einschmelzung ohne Ausdehnung auf Muskulatur oder Faszie.

3.1 Ergebnisse der Efferenten Stimulation

3.1.1 Druckdifferenzen absolut

Der Mittelwert der Druckdifferenzen der Baselinewerte betrug 42,8 (5-90) cmH$_2$O, der Median 42,0 cmH$_2$O.
Der Mittelwert der Druckdifferenzen der Follow-up-Werte betrug 29,9 (9-62) cmH$_2$O, der Median 28,0 cmH$_2$O (p< 0,001). (Tab.1; →Abb.11/ Anhang)

Tab.1 Wilcoxon Test; Ränge und Test Statistik; p<0,001

		Ranks			Test Statistics [e.]	
		N	Mean Rank	Sum of Rank	Z [d.]	Exact. Sig. (1. tailed)
Druckdiffrenzen Follow-up - Druckdiffrenezen Baseline	Negativ Ranks	61[a.]	40,97	2499,00	-5,990	,000
	Positiv Ranks	13[b.]	21,23	276,00		
	Ties	0[c.]				
	Total	74				

a. Druckdifferenzen Follow-up < Druckdifferenzen Baseline
b. Druckdifferenzen Follow-up > Druckdifferenzen Baseline
c. Druckdifferenzen Follow-up = Druckdifferenzen Baseline
d. Based on positiv ranks
e. Wilcoxon Signed Rank Test

3.1.2 Druckdifferenzen relativ

Der relative Mittelwert der Follow-up-Druckdifferenzen lag bei 76,2 (19,4- 340) cmH$_2$O, der relative Median bei 68,5 cmH$_2$O.
Betrachtet man die ermittelten Druckdifferenzen relativ zueinender, so kam es zu einer Reduktion der ermittelten Druckdifferenzen von durchschnittlich 68,53 cmH$_2$O (p< 0,001). (Tab.2; →Abb.12/ Anhang)

Tab.2 Wilcoxon Test; Ränge und Test Statistik; p<0,001

		Ranks			Test Statistics [e.]	
		N	Mean Rank	Sum of Rank	Z [d.]	Exact. Sig. (1. tailed)
Druckdifferenzen relativ Follow-up - Druckdifferenzen relativ Baseline	Negativ Ranks	61[a.]	39,53	2411,50	-5,517	,000
	Positiv Ranks	13[b.]	27,96	363,50		
	Ties	0[c.]				
	Total	74				

a. Druckdifferenzen Follow-up < Druckdifferenzen Baseline
b. Druckdifferenzen Follow-up > Druckdifferenzen Baseline
c. Druckdifferenzen Follow-up = Druckdifferenzen Baseline
d. Based on positiv ranks
e. Wilcoxon Signed Rank Test

3.2 Ergebnisse der Afferenten Stimulation

3.2.1 Fläche absolut

Der Mittelwert der ermittelten Baselinewerte betrug 227,3 (116,6- 500,8) cmH$_2$O*min, der Median 168,5 cmH$_2$O*min.

Der Mittelwert der ermittelten Follow-up-Werte betrug 95,26 (0- 179,9) cmH$_2$O*min, der Median 87,2 cmH$_2$O*min (p< 0,01). (Tab.3; →Abb.13/ Anhang)

Tab.3 Wilcoxon Test; Ränge und Test Statistik; p< 0,01

		Ranks			Test Statistics [e.]	
		N	Mean Rank	Sum of Rank	Z [d.]	Exact. Sig. (1. tailed)
Fläche Follow-up - Fläche Baseline	Negativ Ranks	8[a.]	5,38	43,00	-2,429	,006
	Positiv Ranks	1[b.]	2,00	2,00		
	Ties	0[c.]				
	Total	9				

a. Fläche Follow-up < Fläche Baseline
b. Fläche Follow-up > Fläche Baseline
c. Fläche Follow-up = Fläche Baseline
d. Based on positiv ranks
e. Wilcoxon Signed Rank Test

3.2.2 Fläche relativ

Der relative Mittelwert der Follow-up-Daten lag bei 47,71 (0- 133,8) cmH$_2$O*min, der relative Median bei 44,33 cmH$_2$O*min.

Relativ betrachtet kam es zu einer Reduktion der Fläche unter der Kurve nach Injektion von Botulinumtoxin A um 44,3 cmH$_2$O*min (p<0,01). (Tab.4; →Abb.14/ Anhang)

Tab.4 Wilcoxon Test; Ränge und Test Statistik; p< 0,01

		Ranks			Test Statistics [e.]	
		N	Mean Rank	Sum of Rank	Z [d.]	Exact. Sig. (1. tailed)
Fläche relativ Follow-up - Fläche relativ Baseline	Negativ Ranks	8 [a.]	5,38	43,00	- 2,431	,006
	Positiv Ranks	1 [b.]	2,00	2,00		
	Ties	0 [c.]				
	Total	9				

a. Fläche Follow-up < Fläche Baseline
b. Fläche Follow-up > Fläche Baseline
c. Fläche Follow-up = Fläche Baseline
d. Based on positive ranks
e. Wilcoxon Signed Rank Test

DISKUSSION

In vielen Studien konnte gezeigt werden, dass Botulinumtoxin A einen positiven Effekt bei verschiedenen Erkrankungen des unteren Harntraktes hat, jedoch ist die genaue Wirkweise des Neurotoxins in der Blase bzw. in der glatten Muskulatur allgemein nicht ausreichend erforscht und verstanden. Bei der Behandlung der überaktiven Blase durch Injektion von Botulinumtoxin A in den Detrusormuskel ging man zunächst ausschließlich von einer ähnlichen Wirkung des Neurotoxins wie in der quergestreiften Skelettmuskulatur aus. Man nahm an, dass es zu einer Blockierung der Acetylcholinausschüttung an der präsynaptischen Membran mit einer resultierenden Parese der Muskulatur komme.[27,29] Diese Hypothese basierte auf der Studie von Dickson et al. von 1923.[30] Dickson et al. gingen unter anderem davon aus, dass die Aktivierung des Parasympathischen Systems durch Botulinumtoxin A blockiert wird. Aufgrund dieser Annahme wurden parasympathisch fehlregulierte Erkrankungen wie die quergestreifte Muskulatur des Ösophagus bei der Achalasie oder die axilläre Hyperhydrosis mit Botulinumtoxin A therapiert.[31-32] Die Wirkung von Botulinumtoxin in der Skelettmuskulatur ist heute sehr gut wissenschaftlich erforscht. Durch die Wirkung des Neurotoxins auf die präsynaptische Nervenzelle der motorischen Endplatte kommt es zu einer schlaffen Muskellähmung, welche in der Regel etwa 3 Monate anhält.

Wesentlich weniger gut untersucht und verstanden ist der Wirkmechanismus an der Blase. Ausgangspunkt für diese Studie war insbesondere eine fragliche Wirkung auf urotheliale Afferenzen, die die Wirkung einer Botulinumtoxin A Injektion in den Detrusor getrennt für den efferenten und afferenten Schenkel der Miktionskontrolle klären sollte.

Den efferenten Schenkel evaluierten wir über Elektrostimulation von Sakralnerven ausgelöste Detrusorkontraktionen. Bereits in den 1970er Jahren setzte Markland et al. die direkte sakrale Nervenstimulation ein, um über die ausgelösten Detrusorkontraktionen die Innervation der Blase zu untersuchen.[33] Bross et al. setzte die direkte elektrische Stimulation der Nervenwurzel S3 und die daraus resultierenden Blasenkontraktionen zur Untersuchung der Ermüdbarkeit der Blasemuskulatur ein.[34] Bertapelle et. al nutzten in ihrer Studie die sakral elektrisch induzierte Detrusorkontraktionen als Kriterium für die Entscheidung, die sakrale

Neuromodulation als Therapieoption zu nutzen.[35] Wir verwendeten die auch bei der sakralen Neuromodulation üblichen tined-lead-Nervenstimulationselektroden.[36] Während der Stimulation kam es zu reproduzierbaren Kontraktionen der Detrusormuskulatur, die sich urodynamisch problemlos aufzeichnen ließen.

Die Induktion von Detrusorhyperaktivitäten und somit eine Stimulierung der afferenten, sensorischen Fasern des Urothels führten wir mit einer 0,5% Formalinlösung durch. Pust et al. untersuchten in den 1970er Jahren die Wirkung von Formalin auf das Urothel der Blase. Die Studie untersuchte das Urothel von Katzen nach Instillation verschiedener Formalinkonzentrationen 5-25% in die Blase. Die Kontaktzeit des Formalins variierte zwischen 1 Minute bis 20 Minuten. Bei einer Formalinkonzentration von 5% und einer Kontaktzeit von 5 Minuten kam es lediglich zu geringen histologischen Auffälligkeiten. Es zeigte sich keine Mukosaablösung und es wurde neben einem leichten Schleimhautödem eine geringe Leukozyteninfiltration beobachtet. Bei einer Einwirkzeit von 20 Minuten der 5%-igen Formalinlösung zeigten sich deutliche Nekrosen der Schleimhaut. Eine komplette Reepithelialisierung konnte nach 3-4 Wochen beobachtet werden.[37] Die vorliegende Studie zeigt, dass bei der von uns verwendeten Konzentration von lediglich 0,5% Formalin eine tiefere Schädigung des Urothels und somit ein myogener Effekt des Formalins nahezu ausgeschlossen werden kann. Die eventuell entstandene Schädigung des Urothels kann sich, wie Pust et al. beschrieben, in dem sich anschließenden Erholungszeitraum von 4 Wochen regenerieren, so dass bei der erneuten Stimulierung der afferenten Fasern im 3. Versuchsabschnitt von einer regenerierten und intakten Schleimhaut des Urothels ausgegangen werden kann. Auch Kaufmann et al. nutzten Formalin zur Induktion von Detrusorhyperaktivitäten zur Untersuchung der Effektivität der sakralen Neuromodulation.[38]

Botulinumtoxin wird seit vielen Jahren auch erfolgreich bei Erkrankungen des unteren Harntraktes eingesetzt. Bereits bei den ersten historischen Untersuchungen der Vergiftungserscheinungen von Botulinumtoxin A war eine Blasenentleerungsstörung aufgefallen.[39-40] Schurch und Stöhrer setzten Botulinumtoxin erstmals erfolgreich 1999 bei der Therapie der neurogenen OAB bei querschnittsgelähmten Patienten ein.[27] Die transurethrale Injektion von Botulinumtoxin A in den Detrusor stellte einen Durchbruch in der Therapie der

betroffenen Patienten mit neurogener OAB dar. Bei im Vergleich deutlich ausgeprägterer Wirkung konnten die starken typischen Nebenwirkungen der anticholinergen Therapie umgangen werden. Eine Reihe von Studien belegte, dass es zu einer erheblichen Verbesserung der urodynamischen Parameter sowie der Kontinenzsituation nach der Behandlung mit Botulinumtoxin A kam.[27,29,41]
Unklar blieb dennoch die genaue Wirkweise des Toxins an der glatten Muskulatur des Detrusor vesicae. Prinzipiell ist eine relaxierende Wirkung des Toxins, ähnlich der in der Skelettmuskulatur, auf glatte Muskulatur mehrfach nachgewiesen worden.[42-44] In einer Studie von Sand et al. wurde die Wirkung einer Botulinumtoxin A Injektion in den glattmuskulären Sphincter Oddi in einem Ferkelmodell untersucht. Die Studie zeigte relaxierende Wirkung durch präsynaptische cholinerge Mechanismen, ähnlich der Wirkung in der Skelettmuskulatur.[45] James et al. untersuchten die Wirkung von Botulinumtoxin Injektionen in die glatte Muskulatur des Pylorus von Meerschweinchen. In dieser Studie konnte gezeigt werden, dass eine geringe Dosierung von Botulinumtoxin die Freisetzung von Acetylcholin in der glatten Muskulatur des Pylorus hemmt und es so zu einer Relaxation der Muskulatur kommt.[46]
Bei Injektion des Toxins in die Blasenwand war jedoch klinisch der relativ gering ausgeprägte motorische Effekt auf den Detrusor, der bei guter Wirksamkeit das Auftreten von Harnverhaltungen bei Patienten mit erhaltener willkürlicher Miktion zu einem seltenen Ereignis machte, aufgefallen.[47] Insofern scheint eine echte Lähmung der Muskulatur nicht stattzufinden. Bisher gibt es jedoch keinerlei Arbeiten, die die Wirkung von Botulinumtoxin auf den efferenten Schenkel der Miktionskontrolle in einem funktionellen Modell untersuchten.
In der von uns durchgeführten efferenten Versuchsreihe beobachteten wir eine Reduktion der Druckantworten auf eine elektrische Stimulation der Sakralnerven S3 nach Botulinumtoxin A Injektion. Diese Ergebnisse lassen den Schluss zu, dass in jedem Fall eine direkte Wirkung von Botulinumtoxin A auf die Muskulatur des Detrusors besteht, ähnlich wie in der Skelettmuskulatur. Da in diesem Versuchsteil eine direkte Kontraktion des Detrusors durch Stimulation efferenter Nerven ohne Beteiligung des Urothels ausgelöst wurde, ist die beobachtete Wirkung praktisch mit dem efferenten Effekt der Injektion, also der Wirkung auf die Muskulatur des Detrusors, gleichzusetzen. Diese Wirkung scheint jedoch nicht so ausgeprägt zu sein wie in der Skelettmuskulatur und wie ursprünglich vermutet.

Schmid et al. untersuchte in einer klinischen Studie mit 100 eingeschlossenen Probanden die Wirkung von Botulinumtoxin A bei idiopathischer, nicht neurogener OAB. Diese Studie zeigte eine deutliche Verbesserung der urodynamischen Parameter, eine Zunahme der maximalen Blasenkapazität und eine Abnahme der Miktionsfrequenz, sowie die signifikante Zunahme der Zufriedenheit der Patienten.[47] Eine Reihe weiterer Studien unterstreicht dieses Ergebnis.[48-50] Im Gegensatz zur neurogenen OAB, bei der eine motorische Hemmung der Detrusorkontraktionen im Vordergrund steht, um einerseits eine Inkontinenz zu vermeiden, andererseits die Druckverhältnisse in der Blase zu verbessern, geht es in der Therapie der idiopathischen OAB primär um den Effekt einer Verminderung des imperativ einsetzenden Harndrangs. Insofern lassen diese Ergebnisse darauf schließen, dass die Injektion von Botulinumtoxin A einen Effekt auf die afferenten, sensiblen Fasern des Urothels zu haben scheint. Zwei Arbeiten untersuchten dies explizit auch bei Patienten mit OAB ohne Nachweis eines hyperaktiven Detrusors sowie bei Patienten mit interstitieller Zystitis.[51-52] Smith CP et al. postulieren den Schmerz senkenden Effekt, beruhend auf afferenten Wirkmechanismen, bei der interstitiellen Zystitis.[52] In dieser klinischen Studie wurde die Wirkung von Botulinumtoxin A bei 13 Frauen mit interstitieller Zystitis untersucht. Die Studie wies eine deutliche Reduktion der Schmerzsymptomatik als auch eine Reduktion der Miktionsfrequenz und eine Zunahme der maximalen Blasenkapazität nach. Schulte-Baukloh et al. konnte eine Abnahme der Miktionsfrequenz sowie urodynamisch eine Zunahme der Volumina bei erstem und starkem Harndrang sowie eine Zunahme der maximalen Blasenkapazität nachweisen.[51]

Da in diesen Patientengruppen primär eine Störung der Sensorik vorliegt, bietet eine Lähmung der glatten Muskulatur wenige Ansätze zur Erklärung der Wirkung des Toxins. Diese Tatsache unterstreicht die Annahme und die Ergebnisse unserer Studie, dass neben der efferenten Wirkung an der präsynaptischen Membran auch eine deutliche afferente Wirkung an den sensiblen Neuronen des Urothels vorliegen muss. Führt man sich zudem vor Augen, dass der Detrusor als glatter Muskel eine vollkommen andere Innervation als der quergestreifte Skelettmuskel erfährt, so wird klar, dass eine direkt Übertragung des Modells der Wirkweise auf die Blase nicht möglich ist.[53] Die mit mehr als 6 Monaten relativ lange Wirkdauer nach Injektion unterscheidet sich zudem klar von der ca. 3 Monate anhaltenden Wirkung auf den quergestreiften Skelettmuskel.[47,54-55] Neben den klinischen Daten gaben erste experimentelle histologische Arbeiten Hinweise, dass ein nicht unerheblicher Anteil der Wirkung im Bereich des afferenten Schenkels der Miktionskontrolle stattfindet.[56-57] Die afferenten Neuronen besitzen eine Vielzahl von verschiedenen Rezeptoren, unter anderem den Purin-Rezeptor P2X3 und den Vanilloid-Rezeptor TRPV1. Beide Rezeptoren wurden als Rezeptoren von primären sensorischen Neuronen des Urothels identifiziert und spielen bei der sensorischen Signaltransduktion in der Blase eine entscheidende Rolle. Apostolidis et al. untersuchten in einer klinischen Studie bei Patienten mit überaktiver Blase immunhistochemisch Blasenbiopsien vor und nach der Injektion von Botulinumtoxin A in den Detrusormuskel. Nach Behandlung mit Botulinumtoxin A nahm die Rezeptordichte deutlich ab. Diese Arbeit untermauert erstmals die sich aus den klinischen Daten ergebende Annahme, dass Botulinumtoxin A einen Effekt auf afferente Neuronen hat.[58] Auch Chuang et al. untersuchten histologisch Veränderungen in den Afferenzen des Urothels. Sie induzierten Cystitiden und Hyperaktivitäten des Detrusormuskels in Ratten und untersuchte im Anschluss die Cyclooxygenase 2 (COX2) Expression, sowie die Prostaglandin E Rezeptor 4 (EP4) Dichte im Urothel. COX2 und das Prostaglandin E2 spielen als Mediatoren der Hyperaktivität und Entzündung der Blase eine große Rolle. EP4 Rezeptoren vermitteln die Entzündungsreaktion sowie die erhöhte Empfindlichkeit des Urothels. Botulinumtoxin A führte zu einer supprimierten Freisetzung von COX2 und zu einer verminderten Dichte der EP4 Rezeptoren und somit zu einer verminderten sensorischen Reizung des Urothels, was zu einer Verbesserung der Symptomatik der überaktiven Blase und den sensorischen Missempfindungen führte.[59]

Nach Botulinum-Toxin-A-Injektion kam es in unserem Versuch, verglichen mit der eher gering ausgeprägten Wirkung auf die direkte efferente Stimulation, zu einer vergleichsweise deutlich ausgeprägteren Wirkung im Sinne von deutlich reduzierten Detrusorhyperaktivitäten nach Reizung des Urothels durch Instillation von Formalin in die Blase. Vergegenwärtigt man sich jedoch die nach urothelialer Reizung über den sakralen Reflexbogen und schließlich über den Detrusormuskel als Endorgan ablaufende Reflexkaskade, so wird klar, dass der beobachtete Effekt ein Summationseffekt der zu vermutenden Wirkung auf urotheliale Afferenzen und Detrusorefferenzen sein muss. Insofern bleibt es schwierig, den genauen Anteil des afferenten Effektes zu quantifizieren. Im vorliegenden Versuch konnte jedoch erstmalig in einem funktionellen Experiment in vivo eine Wirkung von Botulinumtoxin A-Injektionen auf Blasenafferenzen nachgewiesen werden.

Das Ergebnis dieser Studie eröffnet neue Denkansätze für die Wirkweise von Botulinumtoxin A an der Blase, im weiteren Sinne jedoch auch für nichturologische Indikationen. Legt man die Wirkung auf urotheliale Afferenzen zugrunde, ergeben sich zum Beispiel Hinweise hinsichtlich einer Optimierung der Injektionstechnik, zum Beispiel eine Injektion in das sensibel besonders dicht innervierte Trigonum der Blase sowie eine breitere Anwendung bei Patienten mit primären Störungen der Blasensensorik. Es bleibt im Einzelnen zu klären, auf welchen Wegen Botulinumtoxin A in den afferenten Neuronen seine Wirkung entfaltet und welche biochemischen Veränderungen zu den beobachteten Effekten und Ergebnissen führen. Insofern liefert diese Studie nach einer klinisch sowie histologisch bisher lediglich zu vermutenden sensorischen Wirkung den fehlenden dritten Baustein im Sinne eines erstmals in einem funktionellen in-vivo-Modell nachgewiesenen Effektes der Botulinumtoxin-Injektion auf Blasenafferenzen.

ZUSAMMENFASSUNG

Botulinumtoxin A stellt in der Therapie der überaktiven Blase eine neue, minimalinvasive Alternative zur medikamentös anticholinergen Therapie dar. Ziel dieser Arbeit war es, die Wirkung von Botulinumtoxin A Injektionen in den Detrusormuskel auf efferent und afferent ausgelöste Blasenkontraktionen in einem chronischen Minipig- Modell zu untersuchen. Hierzu wurden insgesamt 15 weibliche Göttingen minipigs® in die Studie eingeschlossen. Zwei permanente Nervenstimulationselektroden wurden beidseits je an die Sakralwurzel S3 implantiert. Nach einer vierwöchigen Pause erfolgte eine urodynamische Aufzeichnung der Blasendruckantworten auf eine Stimulationsreihe von 5 aufeinander folgenden efferenten elektrischen Stimulationen. 9 der 15 Tiere erhielten nach der efferenten Stimulationsreihe zusätzlich eine Blasenfüllung mit 0,5%-iger Formalinlösung unter gleichzeitiger kontinuierlicher Aufzeichnung der Blasendruckantworten. Nach Auftreten der ersten Instabilitäten erfolgte die Aufzeichnung für weiter 20 Minuten. Im Anschluss an die efferente Stimulationsreihe und die afferent ausgelösten Detrusorhyperaktivitäten erhielten alle Tiere eine transurethrale Injektionsbehandlung des M. detrusor vesicae mit 300 Einheiten Botulinumtoxin A verteilt über 30 Injektionsorte. Nach weiteren 4 Wochen erfolgte eine Wiederholung der efferenten und afferenten Stimulationsreihen.

In der Auswertung wurden die Druckdifferenzen durch efferent ausgelöste Detrusorkontraktionen jeweils vor und nach Injektion von Botulinumtoxin A ermittelt und absolut und relativ miteinander verglichen. Es zeigte sich eine Reduktion der Druckdifferenzen von 42,8 (5-90) cmH_2O auf 29,9 (9-62) cmH_2O ($p < 0,001$).

Bei den afferent ermittelten Blasendruckantworten wurde die Fläche unter der Kurve für 15 Minuten ab dem Zeitpunkt der ersten Instabilität jeweils vor und nach Injektion von Botulinumtoxin A Injektion ermittelt und diese ebenfalls absolut und relativ miteinander verglichen. Es zeigte sich eine Reduktion der Fläche unter der Kurve von 227,3 (116,6-500,8) cmH_2O*min auf 95,26 (0-179,9) cmH_2O*min ($p<0,01$).

Neben dem erwarteten efferenten Effekt konnte somit auch gezeigt werden, dass Botulinumtoxin A einen afferenten Effekt auf sensible Afferenzen im Urothel hat.

In dieser Studie ist es in einem chronischen Minipig- Modell erstmals gelungen, die Wirkung von Botulinumtoxin A auf efferent und afferent induzierte Blasenkontraktionen zu untersuchen. Dabei konnte erstmals funktionell und in vivo der Nachweis einer Wirkung auf Blasenafferenzen erbracht werden. Das Ergebnis dieser Studie eröffnet neue Denkansätze für die Wirkweise von Botulinumtoxin A an der Blase und kann Hinweise zu einer zukünftigen Optimierung der Injektionstechnik und einer Erweiterung der Indikationsstellung an der Blase geben.

LITERATUR

1. Juenemann, K.P., Lue, T.F., Schmidt, R.A. & Tanagho, E.A.: Clinical significance of sacral and pudendal nerve anatomy. J Urol 139, 74-80 (1988).

2. Palmtag, H., Goepel, M. & Heidler, H. (eds.): Urodynamik, Springer Medizin Verlag, Heidelberg, (2007).

3. Sökeland, J. & Rübben, H.: Taschenlehrbuch Urologie, Thieme Verlag, Stuttgart, (2008).

4. Gosling, J.A. & Dixon, J.S.: Sensory nerves in the mammalian urinary tract. An evaluation using light and electron microscopy. J Anat 117, 133-144 (1974).

5. Maggi, C.A.: Tachykinins and calcitonin gene-related peptide (CGRP) as co-transmitters released from peripheral endings of sensory nerves. Prog Neurobiol 45, 1-98 (1995).

6. Gabella, G. & Davis, C.: Distribution of afferent axons in the bladder of rats. J Neurocytol 27, 141-155 (1998).

7. Burcher, E., et al.: Autoradiographic localization of tachykinin and calcitonin gene-related peptide receptors in adult urinary bladder. J Urol 163, 331-337 (2000).

8. Andersson, K.E.: Bladder activation: afferent mechanisms. Urology 59, 43-50 (2002).

9. Chen, C.C., et al.: A P2X purinoceptor expressed by a subset of sensory neurons. Nature 377, 428-431 (1995).

10. Dunn, P.M., Zhong, Y. & Burnstock, G.: P2X receptors in peripheral neurons. Prog Neurobiol 65, 107-134 (2001).

11. Pandita, R.K. & Andersson, K.E.: Intravesical adenosine triphosphate stimulates the micturition reflex in awake, freely moving rats. J Urol 168, 1230-1234 (2002).

12. Ferguson, D.R., Kennedy, I. & Burton, T.J.: ATP is released from rabbit urinary bladder epithelial cells by hydrostatic pressure changes--a possible sensory mechanism? J Physiol 505 (Pt 2), 503-511 (1997).

13. Vlaskovska, M., et al.: P2X3 knock-out mice reveal a major sensory role for urothelially released ATP. J Neurosci 21, 5670-5677 (2001).

14. Abrams, P., et al.: The standardisation of terminology of lower urinary tract function: report from the Standardisation Sub-committee of the International Continence Society. Neurourol Urodyn 21, 167-178 (2002).

15. Schonberger, B.: Overactive bladder--which diagnosis investigations are necessary before initiating primary treatment?. Urologe A 42, 787-792 (2003).

16. Wein, A.J. & Rackley, R.R.: Overactive bladder: a better understanding of pathophysiology, diagnosis and management. J Urol 175, S5-10 (2006).

17. Schumacher, S.: Epidemiology and pathophysiology of overactive bladder. Urologe A 45, 822-825 (2006).

18. Mehnert, U. & Schurch, B.: Botulinum toxin in nonneurogenic bladder dysfunction. Urologe A 48, 233-244 (2009).

19. Schneider, T. & Michel, M.C.: Anticholinergic treatment of overactive bladder syndrome. Is it all the same?. Urologe A 48, 245-249 (2009).

20. Bannowsky, A., et al.: Sacral neuromodulation in treatment of functional disorders of the lower urinary tract. An overview of basic principles, indications, outcomes. Urologe A 42, 1357-1365 (2003).

21. Oerlemans, D.J. & van Kerrebroeck, P.E.: Sacral nerve stimulation for neuromodulation of the lower urinary tract. Neurourol Urodyn 27, 28-33 (2008).

22. Brindley, G.S.: The sacral anterior root stimulator as a means of managing the bladder in patients with spinal cord lesions. Baillieres Clin Neurol 4, 1-13 (1995).

23. Nyarangi-Dix, J.N., Haferkamp, A., Reitz, A. & Hohenfellner, M.: Overactive bladder syndrome. Are there indications for surgical therapy?. Urologe A 45, 1289-1290, 1292 (2006).

24. Arnon SS, S.R., Inglesby TV et al. Working Group on Civilian Biodefense.: Botulintoxin as a biological weapon: medical and public health management. JAMA 285, 1059-1070 (2001).

25. Scott, A.B.: Botulinum toxin injection of eye muscles to correct strabismus. Trans Am Ophthalmol Soc 79, 734-770 (1981).

26. Dykstra, D.D., Sidi, A.A., Scott, A.B., Pagel, J.M. & Goldish, G.D.: Effects of botulinum A toxin on detrusor-sphincter dyssynergia in spinal cord injury patients. J Urol 139, 919-922 (1988).

27. Schurch, B., Schmid, D.M. & Stohrer, M.: Treatment of neurogenic incontinence with botulinum toxin A. N Engl J Med 342, 665 (2000).

28. Seif, C., et al.: Botulinum toxin for the treatment of overactive bladder--an overview. Urologe A 47, 46-53 (2008).

29. Schurch, B., et al.: Botulinum-A toxin for treating detrusor hyperreflexia in spinal cord injured patients: a new alternative to anticholinergic drugs? Preliminary results. J Urol 164, 692-697 (2000).

30. Dickson EC, S.R.: Studies on manner wich the toxin of clostridium botulinum acts upon the body: 1. The effect upon the autonomic nervous system. J Exp Med 37, 711-731 (1923).

31. Annese, V., et al.: Intrasphincteric injection of botulinum toxin is effective in long-term treatment of esophageal achalasia. Muscle Nerve 21, 1540-1542 (1998).

32. Naumann, M. & Lowe, N.J.: Botulinum toxin type A in treatment of bilateral primary axillary hyperhidrosis: randomised, parallel group, double blind, placebo controlled trial. BMJ 323, 596-599 (2001).

33. Markland, C., Merrill, D., Chou, S. & Bradley, W.: Sacral nerve root stimulation: a clinical test of detrusor innervation. J Urol 107, 772-776 (1972).

34. Bross, S., et al.: Smooth muscle fatigue due to repeated urinary bladder neurostimulation: an in vivo study. Neurourol Urodyn 18, 41-53 (1999).

35. Bertapelle, P., Bodo, G. & Carone, R.: Detrusor acontractility in urinary retention: detrusor contractility test as exclusion criteria for sacral neurostimulation. J Urol 180, 215-216 (2008).

36. Van Voskuilen, A.C., Oerlemans, D.J., Weil, E.H., van den Hombergh, U. & van Kerrebroeck, P.E.: Medium-term experience of sacral neuromodulation by tined lead implantation. BJU Int 99, 107-110 (2007).

37. Pust, R., Butz, M., Rost, A., Ogbuihi, S. & Riedel, B.: Denudation of the urinary bladder mucosa in the cat by formaldehyde. Urol Res 4, 55-61 (1976).

38. Kaufmann, S., et al.: Unilateral vs bilateral sacral neuromodulation in pigs with formalin-induced detrusor hyperactivity. BJU Int 103, 260-263 (2009).

39. Erbguth, F.J. & Naumann, M.: Historical aspects of botulinum toxin: Justinus Kerner (1786-1862) and the "sausage poison". Neurology 53, 1850-1853 (1999).

40. Kerner, J.: Das Fettgift oder die Fettsäure und ihre Wirkung auf den thierischen Organismus, ein Beytrag zur Untersuchung des in verdorbenen Würsten giftig wirkenden Stoffes. (Stuttgart: Cotta, 1822).

41. Reitz, A., et al.: European experience of 200 cases treated with botulinum-A toxin injections into the detrusor muscle for urinary incontinence due to neurogenic detrusor overactivity. Eur Urol 45, 510-515 (2004).

42. Rabasseda, X., et al.: Tetanus and botulinum toxins block the release of acetylcholine from slices of rat striatum and from the isolated electric organ of Torpedo at different concentrations. Toxicon 26, 329-336 (1988).

43. Bigalke, H. & Habermann, E.: Blockade by tetanus and botulinum A toxin of postganglionic cholinergic nerve endings in the myenteric plexus. Naunyn Schmiedebergs Arch Pharmacol 312, 255-263 (1980).

44. Pasricha, P.J., Ravich, W.J. & Kalloo, A.N.: Effects of intrasphincteric botulinum toxin on the lower esophageal sphincter in piglets. Gastroenterology 105, 1045-1049 (1993).

45. Sand, J., et al.: Effects of botulinum toxin A on the sphincter of Oddi: an in vivo and in vitro study. Gut 42, 507-510 (1998).

46. James, A.N., Ryan, J.P. & Parkman, H.P.: Inhibitory effects of botulinum toxin on pyloric and antral smooth muscle. Am J Physiol Gastrointest Liver Physiol 285, G291-297 (2003).

47. Schmid, D.M., et al.: Experience with 100 cases treated with botulinum-A toxin injections in the detrusor muscle for idiopathic overactive bladder syndrome refractory to anticholinergics. J Urol 176, 177-185 (2006).

48. Rajkumar, G.N., Small, D.R., Mustafa, A.W. & Conn, G.: A prospective study to evaluate the safety, tolerability, efficacy and durability of response of intravesical injection of botulinum toxin type A into detrusor muscle in patients with refractory idiopathic detrusor overactivity. BJU Int 96, 848-852 (2005).

49. Kuo, H.C.: Clinical effects of suburothelial injection of botulinum A toxin on patients with nonneurogenic detrusor overactivity refractory to anticholinergics. Urology 66, 94-98 (2005).

50. Popat, R., et al.: A comparison between the response of patients with idiopathic detrusor overactivity and neurogenic detrusor overactivity to the first intradetrusor injection of botulinum-A toxin. J Urol 174, 984-989 (2005).

51. Schulte-Baukloh, H., Weiss, C., Stolze, T., Sturzebecher, B. & Knispel, H.H.: Botulinum-A toxin for treatment of overactive bladder without detrusor overactivity: urodynamic outcome and patient satisfaction. Urology 66, 82-87 (2005).

52. Smith, C.P., et al.: Botulinum toxin a has antinociceptive effects in treating interstitial cystitis. Urology 64, 871-875; discussion 875 (2004).

53. Andersson, K.E. & Hedlund, P.: Pharmacologic perspective on the physiology of the lower urinary tract. Urology 60, 13-20; discussion 20-11 (2002).

54. Schurch, B.: Botulinum toxin for the management of bladder dysfunction. Drugs 66, 1301-1318 (2006).

55. Quagliato, E.M., Carelli, E.F. & Viana, M.A.: A prospective, randomized, double-blind study comparing the efficacy and safety of type a botulinum toxins botox and prosigne in the treatment of cervical dystonia. Clin Neuropharmacol 33, 22-26 (2010).

56. Giannantoni, A., et al.: Botulinum-A toxin injections into the detrusor muscle decrease nerve growth factor bladder tissue levels in patients with neurogenic detrusor overactivity. J Urol 175, 2341-2344 (2006).

57. Apostolidis, A., Dasgupta, P. & Fowler, C.J.: Proposed mechanism for the efficacy of injected botulinum toxin in the treatment of human detrusor overactivity. Eur Urol 49, 644-650 (2006).

58. Apostolidis, A., et al.: Decreased sensory receptors P2X3 and TRPV1 in suburothelial nerve fibers following intradetrusor injections of botulinum toxin for human detrusor overactivity. J Urol 174, 977-982; discussion 982-973 (2005).

59. Chuang, Y.C., et al.: Intravesical botulinum toxin A administration inhibits COX-2 and EP4 expression and suppresses bladder hyperactivity in cyclophosphamide-induced cystitis in rats. Eur Urol, 159-167 (2008).

ANHANG

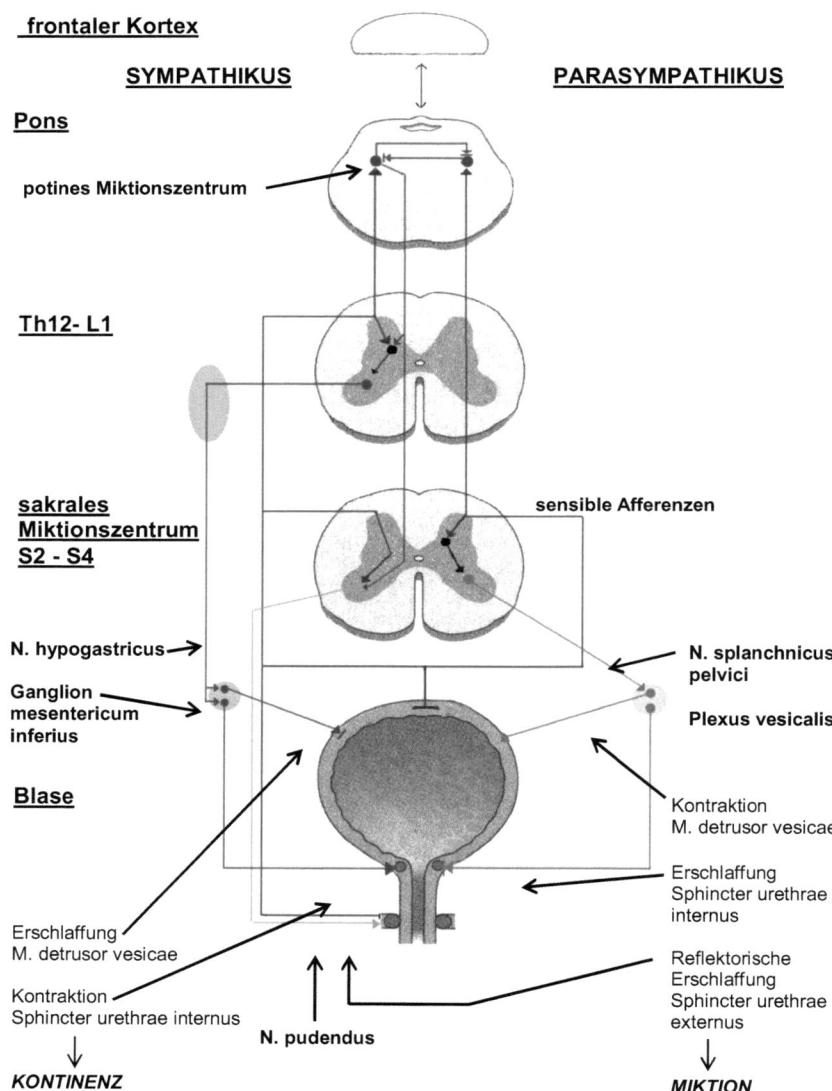

Abb. 1 Eigene schematische Darstellung der Neuroanatomie des Harntrakts und der Sphinkteren. Es wird die sympathische (rot), parasympathische (türkis) und somatische (gelb) Innervation der Harnblase und ihrer Sphinkteren dargestellt. Sensible afferente Bahnen sind lila gekennzeichnet.

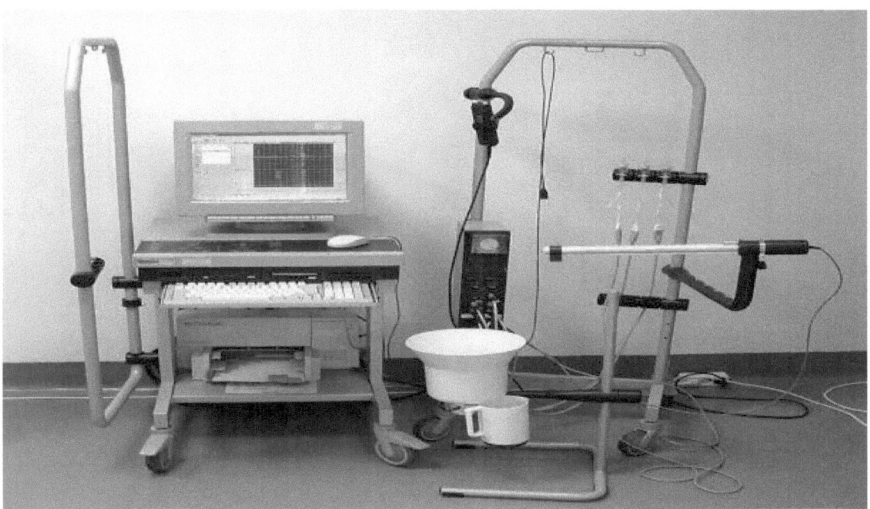

Abb. 2 Urodynamischer Messplatz einer computergestützten Mess- und Auswertungssoftware. Dieser Messplatz erlaubt die online Registrierung der mit dem Perfusions-Messkatheter registrierten Druckwerte und kann zusätzlich die Daten für eine nachträgliche Bearbeitung zur Verfügung stellen.

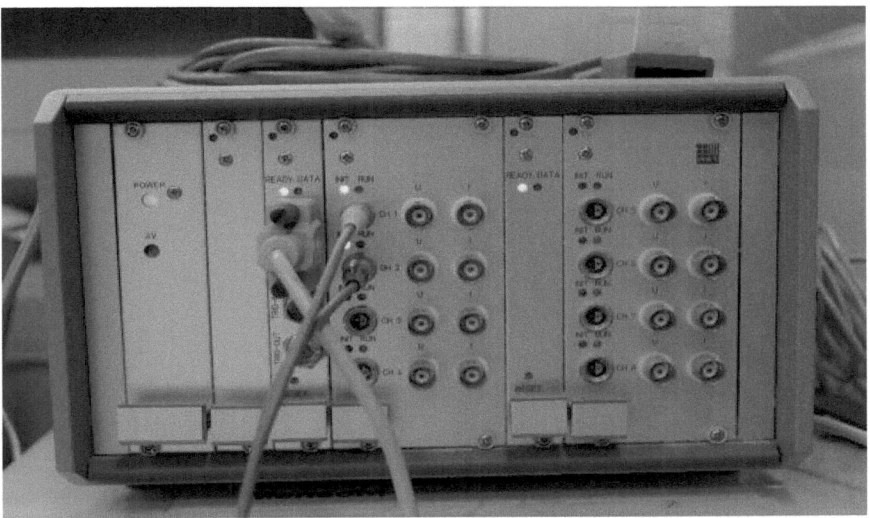

Abb. 3 Multifunktionärer arbiträrer Reizpulsgenerator; Entwickelt vom Fraunhoferinstitut in St. Ingbert. Die Einheit verfügt über 8 Strom-/ Spannungs-Stimulationskanäle.

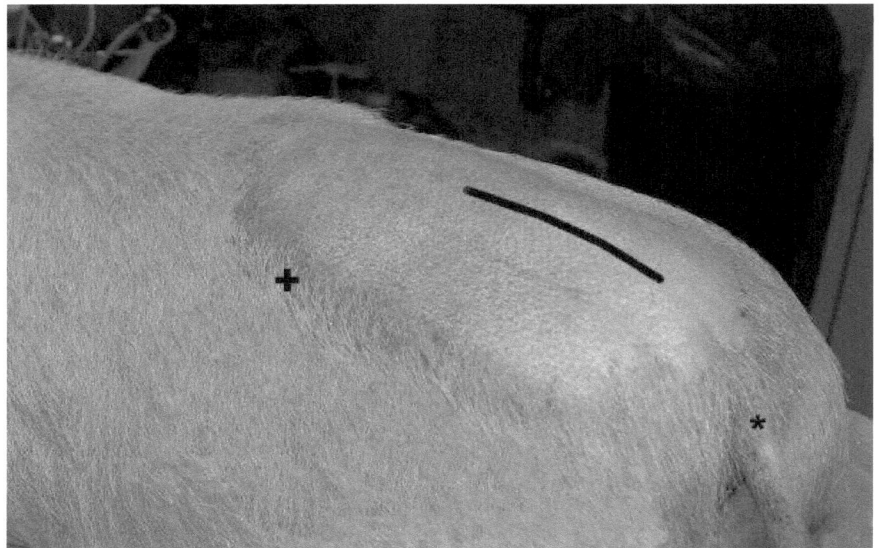

Abb. 4 Operativer Zugangsweg zum Os Sakrum. Hautinzision durch einen ca. 10cm langen medianen, längs zum Rückenmark verlaufenden Hautschnitt, ca. 5 cm cranial des Schwanzansatzes ✱ zwischen den Hufthöckern ✚

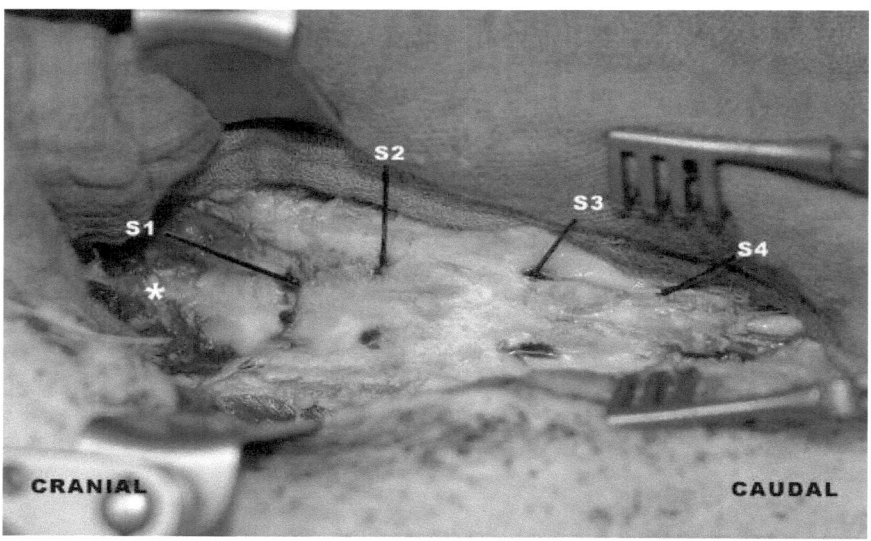

Abb. 5 Veranschaulichende post mortale Präparation des Os Sakrum mit den Sakralforamina S1-S4 und dem lumbosakralen Übergang ✱.

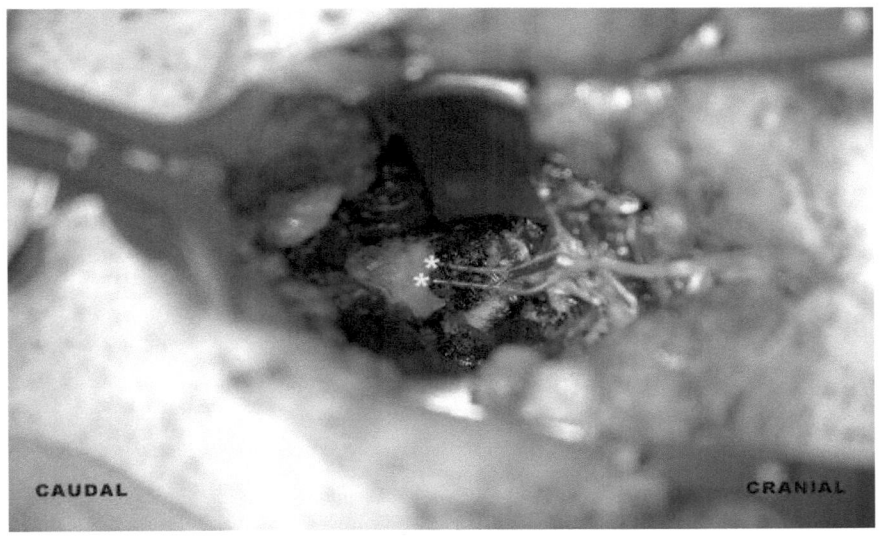

Abb. 6 Operative Ansicht in vivo nach Aufsuchen und Freipräparation der Sakralforamina S2 ∗ mit darin befindlichen permanenten Nervenstimulationselektroden.

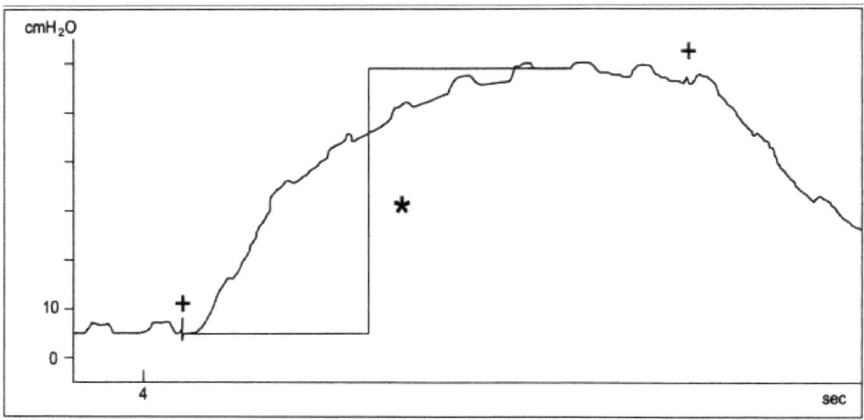

Abb. 7 Druckantwort Baseline. Bilaterale Stimulation 20Hz, 3mA, 200µs biphasisches Rechteck. Druckdifferenzermittlung *
→ Ermittlung des maximalen Drucks im Minimum der Atemabhängigkeit, davon subtrahiert der Basisdruck im Minimum der Atemabhängigkeit ergibt die Druckdifferenz. Analog zu diesem Beispiel wurden insgesamt 75 Einzelwerte bestimmt. + = Stiumulationsartefakt bei Beginn und Beendigung der Stimulation.

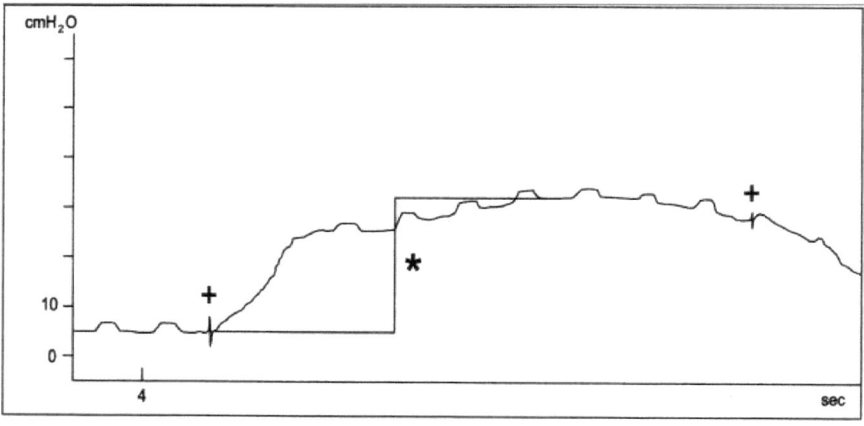

Abb. 8 Druckantwort Follow-up. Bilateraler Stimulation 20Hz, 3mA, 200µs biphasisches Rechteck. Druckdifferenzermittlung *
→ Ermittlung des maximalen Drucks im Minimum der Atemabhängigkeit, davon subtrahiert der Basisdruck im Minumum der Atemabhängigkeit ergibt die Druckdifferenz. Analog zu diesem Beispiel wurden insgesamt 75 Einzelwerte bestimmt. + → Stimulationsartefakt bei Beginn und Beendigung der Stimulation

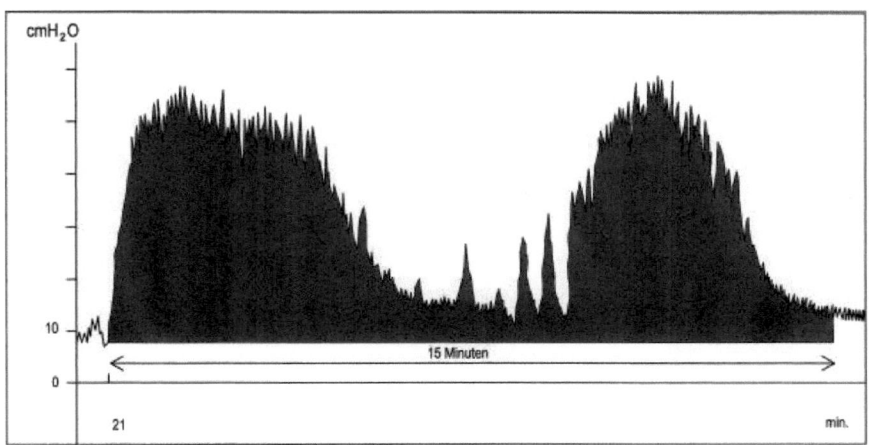

Abb. 9 Datenermittlung der Fläche Baseline. Bestimmung des Zeitpunktes der 1. Detrusorhyperaktivität nach Formalininstillation und Berechnung der Fläche unter der Kurve für weitere 15 Minuten (schwarz dargestellte Fläche). Basisdruck zu Beginn der Detrusorhyperaktivität wurde in Abszissenrichtung für 15 Minuten verlängert. Berechnung der Fläche zwischen Abszissenverlängerung und Kurve.

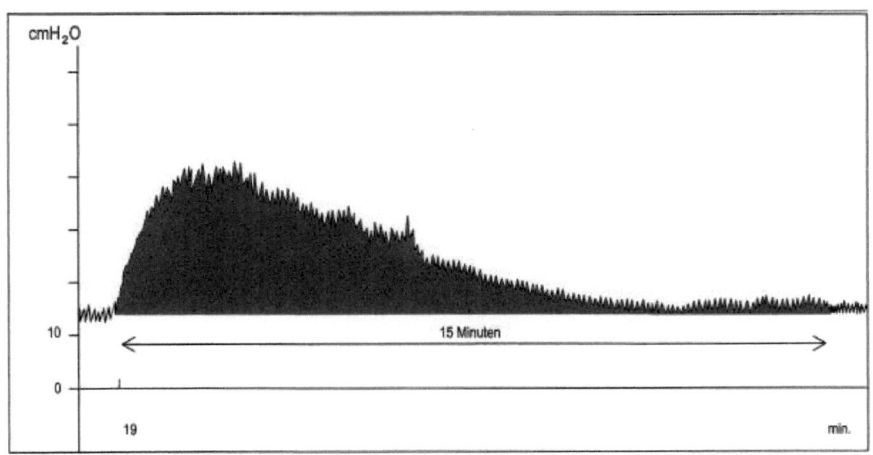

Abb. 10 Datenermittlung der Fläche Follow-up. Bestimmung des Zeitpunktes der 1. Detrusorhyperaktivität nach Formalininstillation und Berechnung der Fläche unter der Kurve für weitere 15 Minuten. Basisdruck zu Beginn der Detrusorhyperaktivität wurde in Abszissenrichtung für 15 Minuten verlängert. Berechung der Fläche zwischen Abszissenverlängerung und Kurve.

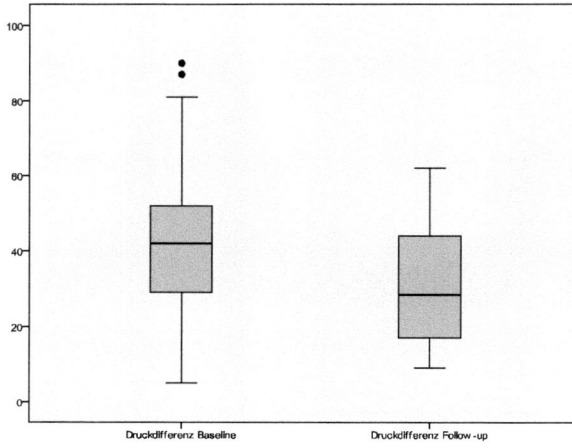

Abb. 11
Graphische Darstellung der absoluten Werte der Druckdifferenzen Baseline und Follow-up;
— in Box = Median
→ Baseline bei 42,0 cmH$_2$O; Follow-up bei 28,0 cmH$_2$O; Whisker = 1,5 IQR (Interquartilenabstand);
• = Ausreißer; p< 0,001

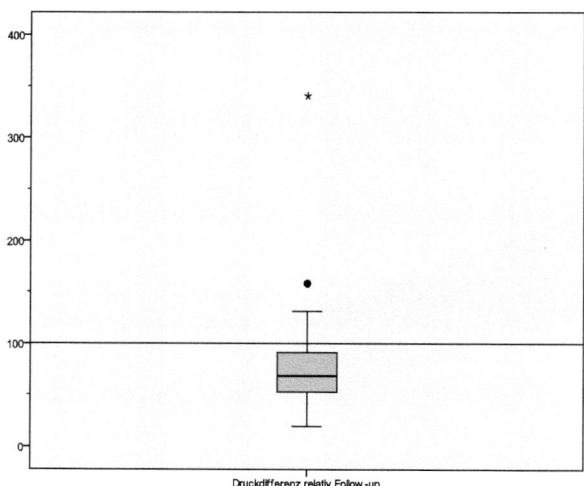

Abb. 12
Graphische Darstellung der relativen Werte der Druckdifferenzen Follow-up;
— in Box= Median bei 68,53,0 cmH$_2$O;
Whisker= 1,5 IQR
• = Ausreißer; ∗ = Extremwert; p< 0,001

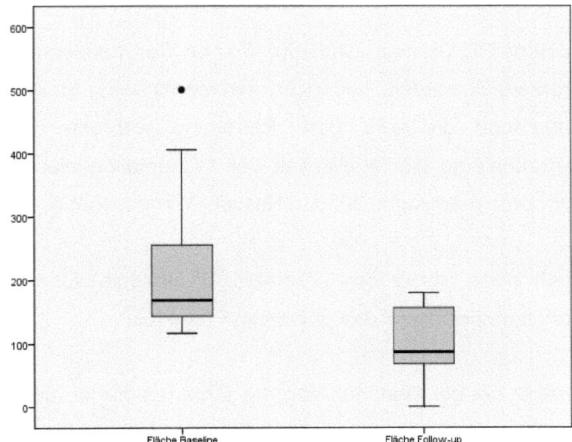

Abb. 13
Graphische Darstellung der absoluten Werte der Fläche Baseline und Follow-up;
— in Box= Median
→ Baseline bei 168,5 cmH$_2$O*min;
Follow-up bei
87,2 cmH$_2$O*min;
Whisker= 1,5 IQR;
• = Ausreißer; p< 0,01

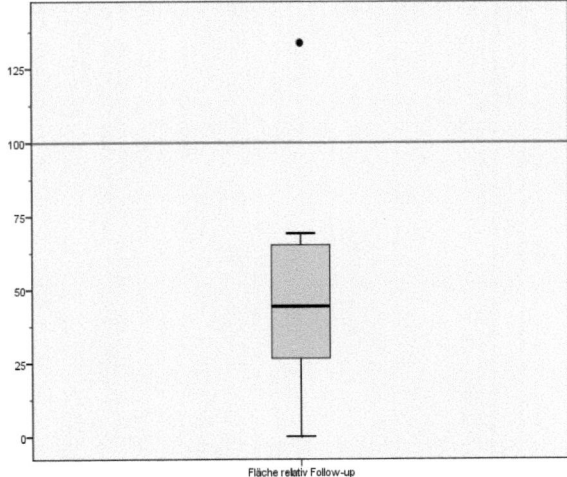

Abb. 14
Graphische Darstellung der relativen Werte der Fläche Follow-up;
— in Box1= Median bei 44,33 cmH$_2$O*min;
Whisker = 1,5 IQR
• = Ausreißer; p< 0,01

DANKSAGUNG

Ich danke meinem Doktorvater Herrn PD Dr. med. Christoph Seif für die Überlassung des Themas zu dieser Doktorarbeit. Besonders bedanken möchte ich mich für die uneingeschränkte Unterstützung und die sehr gute Betreuung während der gesamten Zeit, sowie das Vertrauen und die Möglichkeit der Präsentation dieses Projektes im Rahmen des Forum Urodynamikums 2008 in Kassel - Wilhelmshöhe.

Mein besonderer Dank gilt auch Herrn Sönke Boy (Facharzt für Urologie) für die einzigartige Hilfe und die Unterstützung während des gesamten Projektes.

Für die Hilfestellung und Assistenz bei der Durchführung der Experimente ist mein großer Dank an Herrn Dipl. Ing. (FH) Georg Böhler, sowie an die veterinärmedizinische Assistentin Barbara Siegert zu richten. Mit Ihrer uneingeschränkten Geduld, Zeit und Unterstützung haben sie dieses Projekt erst ermöglicht.

Fritz Geiger danke ich für die erstklassige Beratung und Betreuung hinsichtlich der Statistik.

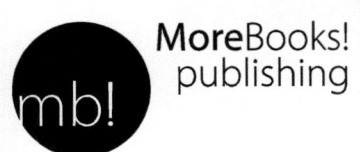
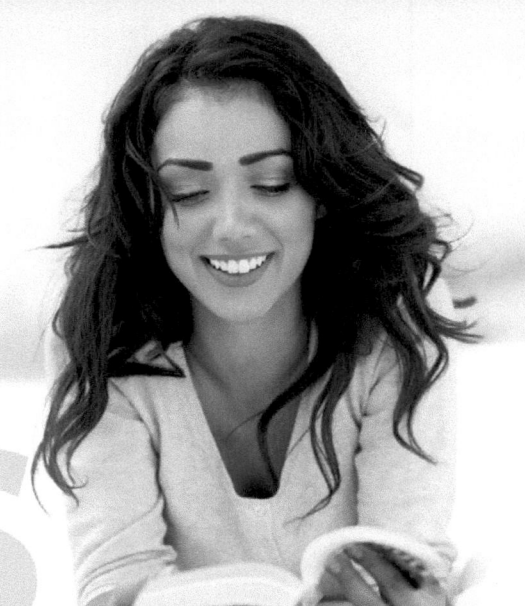

i want morebooks!

Buy your books fast and straightforward online - at one of world's fastest growing online book stores! Environmentally sound due to Print-on-Demand technologies.

Buy your books online at
www.get-morebooks.com

Kaufen Sie Ihre Bücher schnell und unkompliziert online – auf einer der am schnellsten wachsenden Buchhandelsplattformen weltweit! Dank Print-On-Demand umwelt- und ressourcenschonend produziert.

Bücher schneller online kaufen
www.morebooks.de

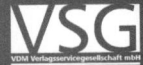

VDM Verlagsservicegesellschaft mbH
Heinrich-Böcking-Str. 6-8   Telefon: +49 681 3720 174   info@vdm-vsg.de
D - 66121 Saarbrücken   Telefax: +49 681 3720 1749   www.vdm-vsg.de

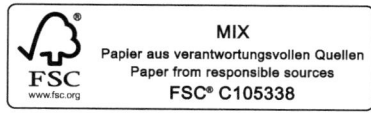

Printed by Books on Demand GmbH, Norderstedt / Germany